私たちは売りたくない！

〝危ないワクチン〟販売を命じられた製薬会社現役社員の慟哭

チームK 著

方丈社

私たちは売りたくない！

デザイン　八田さつき
DTP　山口良二

はじめに

なぜ、製薬企業の現役社員が、クビを覚悟してまで本書を世に問うのか？

私たちは、日本でワクチンを最も多く販売している製薬企業、Meiji Seikaファルマ株式会社という企業に勤めています。

そんな私たちから、一人でも多くの日本国民に伝えたいことがあります。

それは、**「今後のワクチン接種には十分に気をつけてほしい」**ということです。

言い方を換えれば、「打たないほうがいいワクチンもある」ということです。

「ワクチンに気をつけよう！」という話をすると、すぐに「反ワクだ！」「陰謀論だ！」と決めつけたがる人がいますが、私たちは反ワクではありません。

それどころか、「最もワクチンを推進する立場」であり、ワクチンの内部事情について、最も知っている集団です。

私たちが本書で示しているデータは、厚労省や審議結果報告書などで示された「公の情報」、「すでに報道されている内容」、または「製薬企業が公表しているニュース・リリース」を元にしています。残念ながら「秘密保持」を条件とされているような非公開のデータだったり、企業の内部情報をリークするようなものは、ここにはありません。

陰謀論とは真逆の、「世界中の誰でもアクセスできる、表に出ている公的な情報」をもとに、本書では話を進めていきます。そのうえで、皆さんには伝えておきたいのです。

「打っていいワクチンと、そうでないワクチンがある」と。

気をつけてほしいワクチンの種類は一つや二つではありません。2024年の秋以降、無数に出てきます。

皆さんの多くが、「毎年、かならず流行期前には打ってきた」という、一番なじみのあるインフルエンザワクチンも、近い将来、従来のワクチンとは全く仕組みや中身が違うタイプのものが登場し、主流になってきます。インフルエンザワクチンの国内シェア1位の企業に勤めている私たちが明言するのですから、間違いありません。

コロナに対するワクチンも、日本では新型のタイプのものが開発されて出てきます。

本書で明らかにしていきたいのは、主に次の3点です。

- **なぜ今後、一部のワクチンは接種を慎重に考える（控える）必要があるのか？**
- **どうやって「安全なワクチン」と「危険なワクチン」を見抜いたらいいのか？**
- **自己増幅型の新型ｍＲＮＡワクチンである、「レプリコンワクチン」について**

〝国策〟の鳴り物入りで、我が社が２０２４年秋に発売する「レプリコンワクチン」というのは、世界のどの国もまだ承認を認めていない、全く新しいタイプのワクチンで、初めて人間に対して使われる製品です。この次世代ｍＲＮＡワクチンを開発・販売するのは、世界で我が社が初めてということになりますが、この〝自己増幅型〟ワクチンの登場について、強い危機感や懸念を持っておいでの方も多いかと思います。

本書では、この製品が「売り」にしている部分と、「隠されているネガティブな可能性」について、本文でなるべくわかりやすく説明していきます。

営業現場で働く私たちが、どんな「不安」を感じていて、どうして「このワクチンは売りたくない」と思っているのかを、可能な限り赤裸々に語っていこうと思います。

自社が戦略商品として推進しようというワクチンだというのに、本を出版することで広く国民に注意喚起するなんて……出世や昇進の道を閉ざすどころか、会社をクビにされかねないような行いを、本来なら誰だってしたくありません。

これまでどおり、従順なサラリーマンとして、黙って会社の言うままに働いてさえいれば安泰であることは論を待ちません。大切な家族との生活も、会社のおかげで成り立っているのですし、今まで続けてきた仕事への誇りもあります。

しかし、私たちにはリスクを取ってでも、今、どうしても本書を出版しなくてはいけない、一人でも多くの人にこの事実を知らせるべきだ、と判断するに至った理由があります。

それは約3年前の、2021年9月に起きた出来事に由来するのです。

若い同僚の、突然すぎる死で気づかされたこと

その日、私たちは、一緒に働く貴重な仲間を突然に失いました。

26歳という若さでこの世を去ってしまった男性社員がいるのです。

彼は幼少の頃からサッカーが大好きで、担当するクリニックのフットサルイベントなどにも欠かさず参加するような、絵に描いたような健康体で、「元気が売り」のとても明るい、しかもたいへん優秀な営業担当でした。そんな彼が、なぜ突然命を失ってしまったのか。

死因は、コロナワクチンの接種にありました。

ファイザー社のコロナワクチン2回目接種をした3日後、彼は帰らぬ人となりました。死因は「急性心機能不全（推定）」とのことでした。でも、心不全というのは理由ではなく、結果ですね。

彼の死は、約2年後の2023年8月、「予防接種健康被害救済制度」にも認定されました。この制度には「**健康被害が接種を受けたことによるものであると厚生労働大臣が認定したとき**は、市町村により給付が行われます。」との記載があります。つまり「**彼が命を失った原因はワクチン接種によるものであったことを、正式に国から認定された**」のだと言えます。

我が社は、このような悲劇を経験していたのです。

影山晃大(かげやまこうだい)

それが、常に周囲を明るく照らしてくれていた彼の名前です。

「日の光を大きく」という、まさにその名のとおり、太陽のような存在でした。

私たちは彼のことを決して忘れることができません。不幸にして彼の身に起きたことを、黙って見過ごすことはできないのです。

その後、父親の影山均(ひとし)さんとは何度もお目にかかり、お話を伺ってきました。

ずっと心に想っておいでなのでしょう。会うたびにいつも口癖のようにこう言われます。

「こんな悲しい気持ちを他の人に味わってほしくない。ただ、それだけです」

私たちもまた、全く同じ気持ちです。

我が社において起きた悲劇を、私たちは決して忘れてはいけないし、単なる「悲しい出来事」として終わらせてしまってはいけないと強く思うのです。

「知っているのに、知らぬふりをして黙ってはいられない」

「自分の家族や知人たちにも同じ危険性がある。その事実を知らせなくてはいけない」

それが、安定したサラリーマン生活を危機にさらす可能性があるにもかかわらず、私たちが本書を執筆し、世に問わなければ、と決断した最大の動機です。

一人でも多くの日本国民に本書を手に取っていただき、ここに書かれた情報を、今と未来のために、あなたご自身とご家族や、お子さんたちの世代のために、活かしてもらいたいのです。

不本意に亡くなった彼も、きっと天国で「自分に起きたことを無駄にしてほしくない」と願っているのではないでしょうか……。


本書は、突然亡くなった彼のことを忘れてはいけないと考える複数の現役社員で執筆しました。著者名は、「チームK」とすることにしました。「K」は「晃大」のKです。

我々は、彼の魂とともに、「この本を一人でも多くの日本国民に届け、皆さんの命と健康を守るためのディフェンダーになりたい」と、そう願っています。

ワクチンを打つか打たないかは、あくまで個人の判断によるべきです。


しかし、詳しくは本文に譲りますが、私たちは、コロナパンデミック発生後のこの4年間、既存のメディアから伝えられる情報が、従来の、客観性を担保されたものから大きく逸脱していることに強い違和感を覚えてきました。我々の業界では常識として知られていることが、なぜか全く報道されないといったこともあれば、SNSの空間においても、パンデミックに関する情報が強力に検閲されていることを知っています。極めて不自然です。国は、SNSなどで拡散される「誤情報」「偽情報」に気をつけよ、と呼びかけていますが、本書では、**国や厚労省から発表されてきた情報こそが、過去の製薬業界や公衆衛生に関する広報の基準を大きく逸脱している**ことを、客観的に示してもいます。

判断するのは、皆さんご自身です。ぜひ最後までお読みください。

皆さんと、皆さんの大切なご家族のためのお力になれれば幸いです。

２０２４年８月

チームK

目次

2章 製薬会社の社員として忘れてはいけない日

3章 「mRNAワクチン」は、神か、悪魔か？

6章 会社の歴史と誇りを未来に繋げられるのか

7章 なぜ、会社はレプリコンを「全力推進」させるのか？

1章

ワクチンの未来を信じるな

ワクチンについて「知っているか知らないか」で命が左右される時代に突入

あなたは、これまでにどれだけのワクチンを接種してきたか、ご記憶でしょうか？

日本に生まれていれば、物心のつくはるか以前、乳児の頃から多数の予防接種をし、幼児期にも学童期にも、さまざまなワクチンを接種してこられたかと思います。

冬に流行するインフルエンザに備えて、毎年、流行期を控えた晩秋くらいにインフルエンザワクチンを打っているという方も多いのではないでしょうか。

そして、何より2020年から世界を襲った新型コロナへの感染対策として、2021年の接種開始以来、何度かコロナワクチンの接種をされたという方が大半ではないかと思います。

日本では、国民の8割の方が2回接種をし、3回接種を受けられた方も6割以上、なかには7回接種されたという方もいます。

本書は、さまざまな種類のワクチンを、日本で最も販売している Meiji Seika ファルマ株式会社の社員有志で共同執筆しています。MR（Medical Representatives＝医療情報担当者）として、さまざまな病院や医院の医師たちに、薬剤やワクチン、抗生剤などに関する情報をお伝えし、営業活動をするメンバーも含まれています。

つまり、ワクチンは我々の重要な主力商品でもあり、それを売ることで給与を得て生活していると言えます。自分たちの商品が、現実に患者さんの病気を治す助けになっていたり、命を救うための重要な役割を担うことができたなら、なによりの幸せです。

そして、そのことへの誇りもあります。

しかし、コロナワクチンの登場以来、ワクチンをめぐる状況は大きく変化しました。

そして、正直言って「このワクチンは、個人的にはあまり売りたくないな」「売らないほうがいいのではないか」という商品も存在するのです。

ワクチンは、そもそも人の免疫機構に作用することによって、細菌やウィルスが原因で起きるさまざまな疾患にかかることを予防する、あるいはかかった場合でも軽症で済むようにとの発想で作られたものです。

18世紀末に、イギリスのジェンナーが「種痘」の開発を始めてから、2世紀以上を経て、いわゆる新型コロナウィルスに対して、従来のワクチンの製法とは全く違う原理に基づいて、劇的なスピードで開発されたのがコロナワクチンです。

本書の大きなテーマとしては、コロナワクチンの開発と接種をめぐって、それまでの医薬業界の常識からは理解しがたいことがたくさん行われてきた現実をお知らせし、ワクチンの効果や意味について公開データをもとに検証するとともに、2024年秋から接種が開始される予定の、さらに新しい「次世代mRNAワクチン」とも言われる〝自己増幅型ワクチン＝レプリコンワクチン〟について、現時点でわかっていることをお伝えしようと思います。

接種するかしないかは、今のところ自分自身の判断に委ねられているわけですが、製薬企業で働く私たちが「売りたくない」と苦悩している理由をご理解いただいたうえで、皆さんの判断材料にしていただければと思います。

私たちが心配しているのは、既存のmRNAワクチンや、レプリコンワクチンのことだけではありません。

多くの国民が「今年も打っておこうかな」と考えている身近なインフルエンザワクチン

も、大きな変化を迎えようとしていることは、ほとんど知られていません。

まずは、こちらのインフルエンザワクチンの話からご説明をスタートしましょう。

最初に大切なことを申し上げておくとすれば、「ワクチンについて知っているか知らないか」が、皆さんや大切なご家族の命を左右するかもしれないということです。

国民の半分近くが接種するインフルエンザワクチンの中身が激変する!?

今後、日本国民全体で注意すべきワクチンの筆頭は、インフルエンザワクチンです。

２０２３年まで使用されてきた従来型のインフルエンザワクチンは、「不活化ワクチン」と呼ばれるもので、安全性に関しては長年の実績があるので特段問題はありません。

２０２４年秋から使用されるインフルエンザワクチンは、従来と同じタイプなので、心配することなく、打ちたい方は接種すればいいと思います。

問題は、現在のインフルエンザワクチンの中身が「不活化タイプ」から「ｍＲＮＡタイプ」へと変わった後の話です。

そうです。「ｍＲＮＡワクチン」と言えば、皆さんが真っ先に思い浮かべるのは、ファイザー製やモデルナ製のコロナワクチンではないでしょうか？

後ほど詳しく述べますが、コロナワクチンの安全性には大きな疑問が存在します。

ただ、コロナワクチンは本書で指摘せずとも「何か変だな」と国民の多くが気づいてきています。

その証拠は、接種率に顕著に表れています。当初、コロナワクチンは8割以上の国民が2回接種しましたが、3回目、4回目と接種率が下がっていき、7回目まで接種を継続した人の割合は13％まで低下しています。

打たなくなった人の声を実際に聞いてみると、「接種後に経験したことがないほどの高熱が続いた」とか、「酷い頭痛」や「強い倦怠感」、「味覚障害」など、それまでの予防接種では経験したことのないような不調に襲われて怖くなったというケースがかなり目立つように思えます。「死ぬかと思った」という人もいます。

その結果でしょうか、今現在は国民の大半の方が「コロナワクチンはもう接種しないでいいだろう」という流れになってきているのです。

一方、インフルエンザワクチンのほうはどうでしょうか？

厚生労働省の資料によれば、インフルエンザワクチンの2023年の使用量は約486

0万回分接種されたことがわかります。

直近の過去10年では接種回数が５０００万回を超えた年も多く、６０００万回前後接種されたシーズンもあります。つまり、インフルエンザの大流行が予想される年は、日本国民のおよそ半数の人がワクチン接種をしてきたわけです。

(厚労省：流通部会資料 https://www.mhlw.go.jp/content/10906000/001247538.pdf)

皆さんの中にも「インフルエンザワクチンは毎年接種している」「次のシーズンも10月過ぎた頃には打つ予定」という方が多いのではないでしょうか。

先ほども述べたように、現在流通している「従来型の不活化ワクチン＝鶏卵から製造されるタイプのインフルエンザワクチン」であれば、過度に心配する必要はありません。

「ちゃんとその年用のワクチンを打っていたのに、インフルエンザにかかって酷い目に遭った」などと嘆く方もいらっしゃるかもしれませんが、こと安全性に関しては、これまでに十分確認されてきたワクチンだからです。

しかし、皆さんにぜひ知っていただきたいことは、今後、「インフルエンザワクチンと言っても、従来のタイプとは全く異なるｍＲＮＡタイプのワクチン」が登場することです。

こちらには大きな注意を払う必要があります。それはなぜか？

「従来型の製造が中止され、インフルエンザワクチンもｍＲＮＡになる」ことの重大な意味

近い将来、早ければ２０２５年に、「ｍＲＮＡタイプ」のインフルエンザワクチンが日本に登場します。これは、すでに確実な流れとなっています。

次に示す一覧表をご覧ください。こちらは、国立医薬品食品研究所の遺伝子医薬部のＨＰに記載されている「感染症予防用ｍＲＮＡワクチンの臨床開発状況」の一部を抜粋したもので、太線で囲った箇所の一番右の「開発段階」の列には「Ｐ３」と書かれています。「Ｐ１」は安全性を評価する第１相臨床試験、「Ｐ２」は投与量などを評価する第２相臨床試験、「Ｐ３」は大規模な第３相臨床試験のことで、安全性、有効性を評価する段階まで開発が進んでいることを示しています。

つまりモデルナ社が開発しているｍＲＮＡタイプのインフルエンザワクチンが「治験の最終段階」に入っていることを意味しているのです。

さらに、他の製品に目を移せば、モデルナ社が次々と「ｍＲＮＡタイプのインフルエン

感染症予防用mRNAワクチンの臨床開発状況（2024年5月7日更新）（4/9）

開発企業/ 共同開発企業（機関）	開発コード/ 一般名	mRNAコードタンパク質	対象疾患/ 対象ウイルス	開発段階
Moderna	mRNA-1647	CMV五量体複合体のサブユニット/ 糖タンパク質B	サイトメガロウイルス（CMV）	P3
Moderna	mRNA-1443	pp65リン酸化変異タンパク質	サイトメガロウイルス（CMV）	P1
Moderna	mRNA-1345	RSVの融合前のF糖タンパク質	呼吸器合胞体ウイルス（RSV）	P3
Moderna	mRNA-1010	インフルエンザHAタンパク質	インフルエンザA (H1N1/H3N2) インフルエンザB (Yamagata/Victoria)	P3
Moderna	mRNA-1020	インフルエンザHA/NAタンパク質（8種のmRNA）	インフルエンザA (H1N1/H3N2) インフルエンザB (Yamagata/Victoria)	P2
Moderna	mRNA-1030	インフルエンザHA/NAタンパク質（8種のmRNA）	インフルエンザA (H1N1/H3N2) インフルエンザB (Yamagata/Victoria)	P2
Moderna	mRNA-1011	インフルエンザHA/NAタンパク質（9種のmRNA）	インフルエンザA (H1N1/H3N2) インフルエンザB (Yamagata/Victoria)	P2
Moderna	mRNA-1012	インフルエンザHA/NAタンパク質（10種のmRNA）	インフルエンザA (H1N1/H3N2) インフルエンザB (Yamagata/Victoria)	P2
Moderna	mRNA-1083 (mRNA-1273 + mRNA-1010)	SARS-CoV-2 スパイクタンパク質（従来株） / インフルエンザHAタンパク質	COVID-19 インフルエンザA (H1N1/H3N2) インフルエンザB (Yamagata/Victoria)	P3
Moderna	mRNA-1230 (mRNA-1273 + mRNA-1010 + mRNA1345)	SARS-CoV-2 スパイクタンパク質（従来株） / インフルエンザHAタンパク質 / RSVの融合前のF糖タンパク質	COVID-19 インフルエンザA (H1N1/H3N2) インフルエンザB (Yamagata/Victoria) RSV	P1/2
Moderna	mRNA-1045 (mRNA-1010 + mRNA1345)	インフルエンザHAタンパク質 /RSVの融合前のF糖タンパク質	インフルエンザA (H1N1/H3N2) インフルエンザB (Yamagata/Victoria) RSV	P1/2

ザワクチンやインフルエンザ・コロナ混合ワクチンを開発している」状況が一目瞭然だと思います。

2024年の秋・冬シーズンには、まだ「mRNAタイプのインフルエンザワクチン」は間に合わず、登場しませんが、先述のとおり、早ければ次シーズンから登場しそうです。

十分に意識し、注意を払ってください。

この流れの予兆がすでに見られています。2023年の12月、大手有名製薬会社の第一三共株式会社が、突然「今まで生産・販売していたインフルエンザワクチンから手を引く」と発表をしたのです。インフルエンザワクチンは業界の常識としては、利益率の高い商品であり、これまで国内シェア20%弱と決して少なくない量を生産していた第一三共の撤退表明は、製薬業界を驚かせました。

企業は、常に先を見据えて開発計画などで先手を打っています。第一三共が、従来型のワクチン生産・販売を終了すると決断したのは、おそらく「鶏卵を使った不活化タイプのインフルエンザワクチンの市場は、今後、規模が縮小する」と考えているからでしょう。

では、鶏卵を使った従来型の不活化ワクチンが縮小される代わりに何が拡大されるのか？

2024年コロナワクチン秋接種5製品一覧

製品名	コミナティ	スパイクバックス	ダイチロナ	コスタイベ	ヌバキソビット
販売メーカー	ファイザー	モデルナ/田辺三菱	第一三共	MeijiSeikaファルマ	武田薬品
開発会社	ビオンテック/ファイザー	モデルナ	第一三共	アークトゥルス	ノババックス
仕組み	mRNA	mRNA	mRNA	自己増幅型mRNA	組替えタンパク
対象年齢	12歳以上	12歳以上	18歳以上	18歳以上	6歳以上
特徴	国内接種回数1位	国内接種回数2位	国産初のmRNA	抗体価の持続	発熱の少なさ

第一三共は「mRNAタイプの市場規模が急拡大し、インフルエンザワクチンも全面的にmRNAタイプになるだろう」と予測しているからこそ、シェア率・利益率ともに高い〝優等生商品〟だった「従来型インフルエンザワクチン」からの撤退を表明したわけです。

コロナワクチンの「定期接種化」がもたらす未来

コロナワクチンが定期接種化される流れがあります。

高齢の方、あるいは身近に高齢者がおいでのご家族の皆さんに注意していただきたいのは、今後もコロナワクチンを接種するかどうかの判断です。

「日本国民全体」という視点で見た場合、最も注意すべきは、今述べたインフルエンザワクチンがｍＲＮＡワクチン化される流れですが、「高齢者・基礎疾患のある方」に限定すれば２０２４年10月からスタートする「コロナワクチンの定期接種」が、一番気をつけていただきたいポイントになります。

ご承知のとおり、２０２４年４月以降、コロナワクチンは任意接種ということになり、基本的に有料になりました。

全額自己負担すれば、１回１万５３００円になります。「もうコロナワクチンを打つのは控えよう」という流れの中で、１万５３００円を払ってでも接種しようという国民は本当にごくわずかでしょう。

しかし「定期接種」となると、65歳以上の高齢者や60歳以上の基礎疾患のある方は、国や自治体が接種費用の一部を負担してくれて、場合によっては無料で打てる地域も出てきますから、「高齢の方を中心に、またコロナワクチンを一斉に打ち始める」という流れが作られるのではないかと思います。問題は、「ｍＲＮＡタイプのワクチン」です。

定期接種に向けて発売されるコロナワクチンは、全部で5社の製薬企業から登場する予定で、前記の表の通りになっています。

表の通り、Meiji Seikaファルマ社、ファイザー社、モデルナ社、第一三共社の4つのメーカーが発売するコロナワクチンは、全てが「mRNAタイプ」ですから、いずれも注意が必要です。理由は次の章で詳しく述べますが、とにかくこの「ワクチンを巡る事実」「日本全体の流れ」を知っておくことが、とても重要になります。

65歳以上の高齢者や、60歳以上で基礎疾患を有する方のコロナワクチンが定期接種化される意味はどこにあるのでしょうか？

それは、「1年に1回コロナワクチンを必ず打つ流れを作る」ということに他なりません。

「1年に1回打つ」と言えば、皆さんが最初に思い浮かべるのはインフルエンザワクチンではないでしょうか。つまり、今、推し進められているのは「コロナワクチンのインフルエンザワクチン化」であり、「あたかもインフルエンザワクチンのような感覚で、毎年コロナワクチンを接種してもらおう」ということなのです。

例えば、「受験生に対してインフルエンザワクチンの接種費用を負担する」という自治体がこれまでにありました。

受験生を持つ親御さんには、ぜひ注意していただきたい話があります。

「中学３年生や高校３年生などの受験生に対して、コロナワクチンの接種費用を一部負担する」という自治体が全国で増えつつあります。一例としては、群馬県の桐生市や静岡県の清水町などが自己負担１万５３００円の半額程度の助成金を出すことを決定したことがニュースとなりました。

このような動きも「コロナワクチンをインフルエンザワクチンと同じような感覚」で捉えている一例だと言えます。

私たちは、このような動きに対して大きな危惧を抱いています。

鶏卵から製造する「不活化タイプ」のインフルエンザワクチンと「ｍＲＮＡタイプ」のコロナワクチンでは、その仕組みから安全性から、何から何まで全く違うのです。

それを同列であるかのように報じ、ｍＲＮＡ型の危険性に関して一切知らせないまま、同じような感覚で「毎年１回接種する」など、私たちからすると危ないとしか言えません。

受験を控えてコロナやインフルエンザに罹ったりしたらかわいそうだ、との親心で、ｍＲＮＡ製剤を接種させたことによって、一生苦しむことになるかもしれないのです。

本書をじっくりお読みいただき、そのうえで冷静に判断してもらいたいと思います。

参考情報ですが、「2歳以上19歳未満」を対象にした新しいインフルエンザワクチンが、第一三共株式会社から発売される予定です。

経鼻的という、鼻の粘膜から吸収させるタイプのワクチンは日本では初登場ですが、欧米ではすでに使われている実績があります。弱毒化したインフルエンザウィルスを抗原とするタイプで、これはmRNAタイプではありません。

注射を極端に嫌うお子さんへの新たな選択肢として市場に流通する予定です。

ワクチンメーカーの見通しを読む

ここで、一人でも多くの日本国民に知っておいていただきたい「今後のワクチンを巡る流れ」に関して整理しておきます。

《2024年秋〜》「不活化」のインフルエンザワクチン継続販売
コロナワクチンの定期接種化（5社から発売）
子ども向け経鼻タイプのインフルエンザワクチン

《2025年秋～》「ｍＲＮＡ」タイプのインフルエンザワクチン登場⁉
「ｍＲＮＡ」タイプのコロナワクチンが毎年接種の流れ⁉

《2026年秋～》インフルエンザワクチンとコロナワクチンを「1回で接種できる」ｍＲＮＡのフルロナ混合ワクチン登場⁉

この本が出版される２０２４年9月の段階では、大半の国民がコロナワクチンを打たなくなっています。しかし、ここからの流れが非常に重要です。

２０２４年10月からは、コロナワクチンの定期接種化が始まります。すると、高齢者を中心にまたコロナワクチン接種の流れが生まれるでしょう。

一部の受験生もコロナワクチンを接種するかもしれません。インフルエンザワクチンは今後も毎年４０００～５０００万人の国民が接種することでしょう。

２０２５年の秋には「ｍＲＮＡタイプ」のインフルエンザワクチンの開発が終了し、認可を得て販売開始となる可能性はかなり高いと思います。とはいえ、国が強く関与するなどの特別な事情がない限り、従来型の不活化インフルエンザワクチンが、1年でガラリと「mRNAタイプ」に置き換わるとは考えにくいです。しばらくは、「不活化タイプ」と「mRNAタイプ」の両方が、どちらも市場に出て併用される状況になるものと予想されます。

一方、コロナワクチンは、「毎年1回接種する」ことが常識という認識が、報道や政府の広報によって作られ、高齢者を中心に接種が進んでいくものと予想されます。

そのような流れの中、早ければ2026年秋からは「インフルエンザワクチンとコロナワクチンを1回で打てる混合型mRNAワクチン（いわゆるフルロナワクチン）」が登場するかもしれません。

研究開発と治験は、目下着々と進められています。

小さくて恐縮ですが、先ほどの臨床開発状況をもう一度見ていただき、下から3段目の枠の対象疾患の部分に注目してみてください。「COVID-19　インフルエンザA　インフルエンザB」と記載されているのが分かります。このような「ドッキングタイプ」を開発しているのはモデルナだけではありません。

2024年8月20日付のロイター電によると、ファイザーが混合ワクチン後期臨床試験段階まで到達し、一部の抗体値が未だ目標には到達していないが、完成を目指して改善のための努力を続けているとのことでした。ファイザーも、混合ワクチンの開発に必死に乗り出していることがわかります。モデルナやファイザーのみならず、実は、日本の製薬企業も開発に取り組んでいます。

第一三共社が見据えるｍＲＮＡワクチン戦略

「日本はワクチン製造技術が遅れており、ワクチン後進国である」という汚名を晴らすべく、ワクチン開発を迅速に進めるための組織が２０２２年３月22日に設置されました。

この組織は先進的研究開発戦略センターといって、その英語の頭文字をとって「ＳＣＡＲＤＡ（スカーダ）」と呼ばれています。スカーダという響きだと海外の組織のように勘違いしそうですが、あくまで感染症対策の国家戦略として作られた日本の機関です。

このスカーダは、「重点感染症に対するワクチン開発」として、新たなタイプのワクチン開発を支援しています。

この中で「季節性インフルエンザ／新型コロナ混合ワクチンに関する研究開発」という

課題名で取り組んでいるのが第一三共です。これの詳細を見ていくと「ｍＲＮＡ技術を用いて、コロナもインフルも１回の接種でカバーできるワクチンを開発している」ということがよくわかります。

もしインフルエンザワクチンとコロナワクチンを１年に１回の接種でカバーできるワクチンを開発し、毎年、国民の４０００〜５０００万人のシェアを確実に獲得できるとしたら、これほどのビッグビジネスはありません。なぜならワクチン１本当たりの単価も、当然、インフルエンザワクチンとコロナワクチンを足したような価格に上昇するからです。

先ほども述べましたが、第一三共社が鶏卵を使ったインフルエンザワクチンから撤退した理由は、「経鼻タイプのインフルエンザワクチンを発売するから」ではなく、こちらの流れに重きをおいているからではないかと思います。

あらゆるワクチンがｍＲＮＡタイプに移行する⁉

他にも、ＲＳウィルス感染症に対するｍＲＮＡワクチンはすでに承認済みですし、ノロウィルス対策のためのｍＲＮＡワクチンも登場する可能性が高いです。

ワクチンが販売される際は、「RSウィルスやノロウィルスの感染症がいかに恐ろしいのか?」という情報と必ずセットで情報提供がなされます。「恐怖マーケティング」と言ってもいいでしょう。

ノロウィルスは確かに感染力がとても強く、症状が厳しいケースも多々あります。死に至るケースも、事実あります。RSウィルス感染症も同様ですが、ほんの最近までワクチンが存在していない状況で我々は生活していたのです。

「安全性が高く、効果も高いワクチン」であれば、もちろん素晴らしいことです。しかし、mRNAタイプはまだその段階にありません。繰り返しますが、ノロウィルスとも、RSウィルスとも我々はずっと長い間共存してきたのです。

そのことを忘れて、「新しいワクチンが出た!」と慌てて飛びつく必要などありません。

さて、このようにワクチンの未来が見えてくる中で、気になるのは「フルロナ」のような「ドッキングワクチン」に対して、医師たちはどう考えているのかという点です。

我々営業担当は、各担当地域で先生方から印象を聞いてみることにしました。

「将来的に、コロナワクチンとインフルエンザワクチンのドッキングタイプのワクチンが出るかも知れませんが、どうお考えですか？」という質問に対しての回答はどうなのか？

大半のチームからの報告は、「極めて良好」というものでした。

「接種が1回で済むのであれば、患者さんも我々も楽になるから、いいね」

「早くそんなワクチンが出るといいね」

といった感じです。

コロナワクチンとインフルエンザワクチンの混合ワクチンは、登場するとしても「mRNAタイプ」のみに限られます。従来の不活化型による混合ワクチンが開発され、登場することは、少なくともここ数年は考えられません。そもそも開発計画すら存在していないのです。

大半の日本の医師の関心は、「安全性は担保できているのかどうか」ということより、「1回で済む」というメリットだけにフォーカスされているようです。

ワクチンの未来を信じるべからず

ここまで見てきたように、日本のワクチン事情は今後激変する見通しがあります。

何よりシンプルに注目してほしい点は「自分や家族の身体に入るワクチンがｍＲＮＡタイプのものかどうか」という点につきます。

そもそもワクチンというものは「不活化ワクチン」「弱毒化ワクチン」「組換えタンパクワクチン」などと呼ばれ、安全性の確認も十分に行われてきました。ワクチンの開発に10年以上かかるのは、しっかりと臨床試験に時間をかけて行ってきたからです。

ワクチンは病気を抱えた患者さんに対してではなく、むしろ多くの健常人に対して接種するものなので、安全性の基準は桁違いに高く設定されるべきで、当然、そうした歴史を積み重ねてきました。

短期的な副反応だけではなく、生殖や世代を超えての遺伝的リスクを含めた長期的なリスクもきちんと判断するためには、最低10年の開発期間がかかるのは当然のことなのです。製薬企業によるｍＲＮＡ製品の開発が止まることは考えられません。現実に、極めて熾烈な開発競争が繰り広げられています。

しかし、残念ながらｍＲＮＡタイプワクチンの安全性がしっかり検証されているとはとても言い難い状況です。日本のみならず、世界中で事情は同じです。

本当に安全なのか？　それとも危ないのか？

その点を明らかにするためにも、次の章では、本書の執筆チームが誕生する契機となった「我が社に起きた悲劇」についてご紹介し、皆様にそのことを考えていただきたいと思います。

2章

製薬会社の社員として忘れてはいけない日

「決して彼の死を無駄にしてはいけない」と願う我々の思い

「はじめに」で、「我が社の仲間である影山晃大氏に起きた悲劇」を打ち明けました。私たちは「影山晃大」という人間を忘れたくないし、彼が生きていた証を残したい。そうした想いが根底にあって、本書を執筆しています。


彼の葬儀には、びっくりするほどたくさんの人が集まっていました。

彼の昔からの友人、関係のあった社内の同僚、先輩、上司、後輩、担当していた医療機関の医師やスタッフ、担当エリアでライバルながら仲良くしていた他社のMR（医療情報担当者）などなど……。

彼がどれほど多くの人に愛されていたのか、あの多様な会葬者たちを見ただけでも、それは感じ取れました。

それは、やはり彼の人間的な魅力や人間性に負うところが大きかったと思います。

自然と、それは彼の営業成績にも表れていました。我が社は「4月─9月」で前期、「10月─3月」で後期の成績が出ます。

彼が亡くなったのは、2021年9月13日。ちょうど2021年度前期の仕事の大半を終えた時期でした。彼は福島県に配属されていたので、エリアとしては「東北エリア」所属ということになります。

2021年の10月初旬、「4月―9月」までの成績一覧が出ました。売上げ成績トップとして表示された名前は、なんと「影山晃大」でした。つまり彼は、東北エリアの全営業マンの中で、2位に大差をつけた最高位の成績だったのです。

営業職に就いておられた方ならおわかりかと思いますが、彼が、いかに真剣に仕事に取り組んでいたか、そして、営業先である医師をはじめとする医療スタッフの方々から信頼され、高く評価されていたか……そのことが一目瞭然の圧倒的な数字だったと言えます。

父君が、彼のことをいくつか教えてくれました。

「晃大は、子どもの頃から打ち込んできたサッカーでも、技術というより気持ちで向かっていくタイプでした。センターバックでキャプテンを務めていた大学チーム最後の試合でも、最後の最後まで身体を張って守ろうとしていました。ギリギリの守備でイエローカードを2枚もらって退場したくらいですから……。営業の現場でも、おそらくフットワークの軽いところを活かして、必要があればすぐに先生方のところに飛んでいったり、仕事ではないインフォーマルなイベントに参加したりという泥臭い営業をしていたんじゃないかと思っています……」

お父さんが話してくれたように、彼はいつも明るくて周囲を元気づける存在でした。生きている限り、人はいつか亡くなります。これを書いている我々も、これを読んでくださっているあなたも、例外なく、いつかその時が訪れます。

せっかくこの世に生を授かったのですから「せめて何か人のために、世の中のために、社会のために、次の世代のために、役に立てたらいいな」と、誰もがみな心の奥底では思っているのではないでしょうか。晃大もきっと同じだったと思います。

ただ、彼の場合は突如としてこちらの世界を旅立つことになりました。重い病を患っていたとか、不慮の事故に巻き込まれたとか、寿命だったとか、そういったことでは全くなかったろうと思います。

サッカーをこよなく愛する、元気が売りの26歳の若い男性が、コロナワクチン接種3日後に突然亡くなったのです。

「残された者が、この事実といかに向き合うのか？」これこそ、日頃さまざまな薬やワクチンを販売している我々のような製薬会社の社員に突きつけられた、目を逸らしてはいけない重要なテーマだと「チームK」では考えています。

それはなぜか。我が社がこの秋、ファイザー社やモデルナ社が日本に売ったmRNAタイプのワクチン、もっと言えばその〝進化版〟とも言える「人類にとって未知のワクチン」を販売する計画だからです。

同じ屋根の下で働く社員が、mRNA型のワクチン接種によって亡くなった事実があるのに、そこに向き合わずして同系統のワクチンを販売することは、彼の命を軽んじてしまう気がしてならないのです。

逆に「きちんと晃大の身に起きたことに向き合って、本当にこれらの緊急承認されたコロナワクチンは有効で安全だったのか」をしっかり考えていくことこそが、彼の死を無駄にしないことにつながるのではないかと我々は考えています。

「彼の死を無駄にしてはいけない。彼が生きてきた意味を活かさなくては」

この一心こそ、我々チームメンバー共通の想いであり、ご両親やごきょうだいの想いでもあり、この本に一貫しているテーマであることを、改めて伝えさせていただきます。

私たちも当初はコロナワクチンを疑っていなかった

そもそも製薬会社の社員である我々にしても、今回緊急承認されたコロナワクチンに対して、当初は疑問を持っていませんでした。

「製薬会社の社員であれば、何か一般の人間が知り得ない情報を握っているのではないか」と、そんなことを想像する方がおいでかもしれません。

確かに我が社は単なる製薬会社ではありません。これまでのコロナワクチンは扱っていませんが、我が社は日本国内において、最もワクチンを流通させている会社です。インフルエンザワクチンに始まり、A型肝炎ワクチン、B型肝炎ワクチン、日本脳炎ワクチン、四種混合ワクチン、五種混合ワクチン、その他多岐に渡るワクチンを販売しています。

実際に製造しているのはKMバイオロジクス（旧：化血研）という会社ですが、医療機関の医師やスタッフに対してワクチンに関する情報提供をするのは、我が社のMRが中心に行っています。つまりワクチンを最も扱っている営業マンの集団ということになります。

とはいえ、コロナワクチンに関して特別な裏情報を握っているとか、製薬業界に勤めているからこそ得られる特段の情報はありません。ですから、コロナワクチンについても特に大きな疑問も持たずに同様に接種しています。少なくとも我が社についてはそれが言えます。ほとんどの社員が2回ないしは3回、コロナワクチンを接種したのではないでしょうか。

そして、われわれ「チームK」も同様です。

ところが2021年9月、すでに述べたように、あってはならないことが起きてしまいました。世界各国で接種され、国が承認し、それまで当然のように安全だと思っていたコロナワクチンに対して、「このワクチンは本当に大丈夫なのか？」との疑義が生まれます。「自社でもワクチン全般を扱う限り、このコロナワクチンについても、きちんと有効性と安全性を再確認したほうがいいのではないか」と考えるようになったのです。

ただ、社員全体がそのように考えたかというと決してそうだとは言えません。

連日、朝から晩までテレビではワクチン接種を促す報道がなされていた影響が大きかったと思いますが、日本社会においてコロナワクチンの安全性について疑いを持ち、自由に批判的に話す土壌は失われていたように思います。社内でも、コロナワクチンについて社員同士深く会話する機会がなかったのです。

しかし、晃大の一件にショックを受けた一部の社員の中では、確実にコロナワクチンへの見方について変化が起きていました。

そもそも同様の死亡事例は他に存在するのだろうか？

若くて極めて健康な男性が、ワクチン接種3日後の朝、目が覚めることなく亡くなってしまう……。そうした事案が社内で実際に起きたものの、「そんなことが本当にあり得るのか」と、半ば信じられない気持ちを我々も持ったままでした。

ところが、しばらくしてある報道ニュースが、我々に大きな衝撃を与えます。

4人の子どもを持つ母親の、須田睦子さんという方への取材記事がそれです。

須田さんは、当時36歳だったご主人の正太郎さんを突然失います。2回目の新型コロナワクチン接種からほどなく、亡くなってしまったのです。

報道から、その経緯をまとめてみます。

2021年10月、睦子さんのお腹の中には、4人目の赤ちゃんが宿っていました。正太郎さんは、2回目のファイザー社のコロナワクチンを接種後、発熱、腕の痛み、関節痛が出たそうです。ここまではよくある副反応だったかもしれません。

あなたも、ワクチン接種直後に程度の差こそあれ、こうした症状に見舞われていたのではないでしょうか？　しかし翌日も副反応は治まらず、熱は39度まで上昇し、医師の指示に従って解熱剤を飲むと、熱は下がったようです。

ご主人は「いやー、死ぬところだった」と冗談っぽく話し、その晩は寝たそうですが、翌朝、当時小学4年生の長男がいくら起こしても目が覚めなかったそうです。

「何回起こしてもパパが起きないよ」

須田さんは妊娠していたために別の部屋で寝ていたそうですが、嫌な予感がし、慌てて部屋を見に行くと、そのときにはすでにご主人の顔が変色していたと言います。

一目見て、亡くなっているのがわかったそうです。

正太郎さんは、バスケットボールの経験者で、極めて健康なスポーツマンだったそうです。睦子さんは、原因はワクチン接種しか考えられないとして、その後、勇気を持ってご自分の名前と顔を明らかにしてメディアからの取材に対応しました。

我々は、この一連の話を知って驚愕しました。

・何の持病もない、スポーツマンで健康だった36歳の男性
・ファイザー社のコロナワクチン接種2回目の出来事
・接種3日後に、朝、気づいた時には亡くなっていた

晃大のケースとまるで一緒じゃないか……。

チームでこのニュースを共有した時、「これはタダごとではない何かが起きているのでは」と、全員が感じました。さらに死因ですが、須田さんのご主人は「急性循環不全」とされたようです。

「急激に血液の巡りが悪くなった」という判断が下されたわけですが、晃大のケースの「急性心機能不全（推定）」と、死因もほぼ共通していたのです。心臓は全身に血液を巡らせるのがその役割なのですから。

■須田睦子さんについての報道（CBC記事）■

https://newsdig.tbs.co.jp/articles/cbc/908338?display=1

さらに、遺族会の存在と会長の息子さんの悲しい事案も……。

ワクチン接種後に亡くなった遺族の方で構成される「新型コロナワクチン健康被害遺族会（通称：繋（つな）ぐ会）」という組織が、２０２２年10月に結成されていました。そのような組織がすでに存在していることにも驚きましたが、遺族会の会長である東正秋（ひがしまさあき）さんのお話を聞くと、さらに信じられない気持ちになりました。

東さんのご長男は、持病もなく元気な39歳の男性でしたが、ファイザー社のコロナワクチン2回目接種後3日目に亡くなったそうです。

この方も、サッカーで柏レイソルのジュニアユースで活躍していたスポーツマンでした。

「えっ、この人も？」と思われたかもしれません。

そうです。ここでも、「偶然」ではとうてい片づけられないような、ピタリと一致する状況が浮かび上がってきます。

東さんの息子さんは、当時独身でしたが、交際していた彼女さんがいて、ワクチン接種後、急に連絡が取れなくなったので、お母さんに連絡し、警察と一緒に部屋に入ったら倒れていたとのことでした。驚くべきは、部屋に残された体温計です。なんと41・5度を示していたというのです。

広島大学医学部の長尾正宗教授は、法医学者として年間100体以上の解剖を行っているそうです。その長尾医師の研究チームは、このようなケースだと死亡時の体温が42～44度前後だったはずだと推定しているのです。

我々は、須田睦子さんのご主人や東正秋さんの息子さんの記事を見て、

「晃大のケースは、決して、〝たまたま起きてしまった偶然の出来事〟などではなく、むしろ今回のコロナワクチン接種後に起きる強い副反応によって亡くなる典型的なパターンの一つかもしれない」

と、そのように考えざるを得ませんでした。

接種後の死亡は、有害事象としてはまさに最悪のケースですが、実は他にも社内で信じられないことが起きたので、それについても併せて触れておこうと思います。

コロナワクチン接種に伴って社内で起きていた、もう一つの有害事象

実は、もう一つコロナワクチンを巡って社内で信じられないことが起きていたのです。

「東京エリア」の責任者、つまり営業組織のトップの人間に、突如として異変が起きたのです。この方は、すでに高い役職に就いていましたが、なお現場の営業マンからの信頼も厚く、近い将来、会社の中核を担うことになるに違いないと噂されていたほど人望の厚い人でした。

しかし２０２１年の秋、突如として会社に出勤できなくなったのです。当初、東京エリアの社員は原因がよくわからず、それに触れるのもタブーのような空気が流れました。一体、何が起きていたのか……。

実はコロナワクチン接種後に、まともに歩くこともできない状態になり、緊急入院していたのです。神経系の疾患、「ギランバレー症候群」を発症したとのことでした。その後、幸いなことに回復し、まだ１００％ではないようですが、２０２４年の半ばに職場復帰を果たせたのはなによりです。しかし、ワクチン接種に対する不安はさらに顕在化されました。

もうここまでくると、我々チーム全員の思いは同じでした。

晃大に起きたことは、決して偶然生じたことではないのではないか。コロナワクチンの安全性は、厚労省や各メディアによる報道とは違って十分に担保されていないのではない

か？　有害事象に関して、日本だけでなく世界全体を含めて客観的かつ徹底的に検証し、見直す必要があるのではないか？

前述したとおり、我々は日本で最もワクチンを販売している企業ですから、「日本で最もワクチンを勧める立場の集団」でもあるわけです。

しかし、少なくともこのｍＲＮＡ型のコロナワクチンだけは、今一度正面からその実態について明らかにする必要がある……、２０２４年秋から、自社でもコロナワクチンを発売するというなら、なおさら避けては通れない問題だ、とそのような結論に至りました。

インフルエンザワクチンとの危険性の比較

そこで、まずはあえて身近なところから考えていくことにしました。

我が社では、毎年のように社員並びに社員の家族がインフルエンザワクチンを接種しています。もちろん強制ではありませんが、会社から補助金が出ますし、「感染症薬メーカーとして医療機関を頻繁に訪問する営業マンは、しっかり接種しておいたほうがいい」

という空気感はあります。

ですので、ほとんどの社員が、毎年インフルエンザワクチンを接種しているのです。では、〝インフルエンザワクチンを接種した後に亡くなった事例〟が社内であるのか？我々「チームK」で社歴を遡って調べた限り、過去には一件も死亡事例はありませんでした。また、〝社員の家族がインフルエンザワクチン接種を原因としてその後亡くなった〟という事例もゼロでした。

では、販売している医療機関ではどうでしょうか。我々は国内のインフルエンザワクチンのシェア30％を誇る、「最もインフルエンザワクチンを販売している製薬企業」なのです。

担当する医師や看護師などのスタッフから「明治さんから購入したインフルエンザワクチンを接種した後に亡くなってしまった方がいるのですが……」という問い合わせをいただいたことは1例も聞いたことがありません。つまり、これまでのインフルエンザワクチンの莫大な回数を振り返っても「ワクチンが原因と考えられる死亡」などの事例は全く聞いたことがないのです。

正直、インフルエンザワクチンを販売していて、そんなリスクが存在するなどとは考えたこともありませんでした。

しかも、「壮健で健康な若者というのは、一番基礎体力もあり、免疫も高い状態」であるはずです。つまり、一番亡くなりにくいはずの人が、接種後数日で急死するというのは、よほど特別なことです。

自分が担当する医療機関で、もしそんなケースを1度でも経験してしまったら、強い罪悪感に苛（さいな）まれて、おそらくその後は自信を持ってインフルエンザワクチンを販売することができなくなるのではないでしょうか。

あらゆる薬は、〝健康状態を損なっている人〟に対して処方されます。そして、副作用を勘案しても、処方しなかった場合より健康状態が改善されることを期待されるものです。一方、ワクチンは大半の場合〝健康な人〟に対して接種されるものですから、健康である状態の人を不健康にする可能性など、本来、極力ゼロに近づけなければならないはずです。

ここまでは、あくまで我々ＭＲが共有している感覚的な話です。

その結果、「これまでのインフルエンザワクチンでは経験したことがないことが、今回のコロナワクチンで複数回起きていることは確かなようだ。これは何かおかしいのではないか？　全国規模で考えたら、統計的な異常を示すデータが見えてくるのではないか？」と考えて、視野を日本全体に広げて考えてみることにしました。

そこで注目したのが**「予防接種健康被害救済制度」**になります。

インフルエンザワクチンの一〇〇倍以上、コロナワクチンでは国から死亡認定を受けている

ワクチン接種による健康被害が生じた場合、国は被害に遭われた方をサポートするために「予防接種健康被害救済制度」という制度を設けています。

例えば、２０２４年3月までのコロナワクチン臨時接種によって接種後に死亡した場合、この制度で認定を受けると、**死亡一時金として４５２０万円が遺族に支払われます**。

この審査では、「認定」「保留」「否認」と、評価は3段階に分かれるので、全てのケースで認定を受けられるわけではありません。通常、死亡したことがワクチンによるものかどうかを「断定する」ことは、困難を極めます。ただ断定はできなくとも、すなわち「厳密な因果関係」までは明確にわからなくとも、「ワクチンによって引き起こされたと考え

られる場合は広く救済していく」という形を取っています。
厚労省の「救済制度の考え方」には以下の文言があります。

・症状の発生が医学的な合理性を有すること

・時間的密接性があること

・他の原因によるものと考える合理性がないこと

このような観点から慎重に検討しているというわけで、そのうえで「**厳密な医学的な因果関係までは必要とせず、接種後の症状が予防接種によって起こることを否定できない場合も対象とする**」としています。

（参照：https://www.mhlw.go.jp/content/10900000/001017433.pdf）

医学的な合理性がなかったり、接種から時間が経過しすぎていたり、他の原因だと考えられる場合には「否認」されてしまいます。これは、裏を返せば「認定」を受けた場合は「基本的にはワクチンによって引き起こされた」と国に認められたことになります。

季節性インフルエンザワクチンと新型コロナワクチンの
65歳以上の接種数と救済制度死亡認定数

インフルエンザワクチン
総接種回数　1億7922万1430回
※2012〜2021年度
死亡認定　**4名**

新型コロナワクチン
総接種回数　1億9336万2873回
2024年3月19日公表分まで（首相官邸）
死亡認定　**527名**
2024年8月5日公表分まで

完璧な比較はできないものの、「接種した年齢層（65歳以上）」と「ワクチンの接種回数」をほぼ同一基準で比較することによって〝インフルエンザワクチンとコロナワクチンの死亡認定件数〟の差を見てみましょう。

驚くべきことに、「ワクチン接種後の死亡の認定数」について、新型コロナワクチンによる接種後死亡者数は、従来のインフルエンザワクチンと比較して優に100倍を超える差があったのです。

もう一度確認しておきますが、ここで示しているデータは両データをほぼ同一基準で比較できるように、「接種回数」と「年齢層（65歳以上）」という条件を合わせて比較したものです。

「接種後に死亡し、国に認定された数」が、コロナワクチンとインフルエンザワクチンとではこれほど大きな開きがあるのです。この数字を最初に目にした時、我々は、一様に自分たちの目を疑いました。「コロナワクチンとインフルエンザワクチンの安全性に、ここまで圧倒的な違いがあるのか……」「これは、大変なことが起きている……」と。

では、「死亡」以外の「深刻な副反応」についてはどうなのでしょうか。

健康被害認定数を「全体」で見ると、さらに驚愕の事実が

「予防接種による健康被害」とは、今見てきたような「接種後死亡事例」だけではありません。死亡にまで至らずとも、ワクチン接種後に深刻な身体の不調を来した場合も、当然対象として考える必要があります。つまり、新たな疾患に罹患したり、身体が思うように動かなくなったり、日常生活に支障を来すような変化が起きたケースもまた、当然「健康被害」に含まれるということです。

では新型コロナワクチンの健康被害認定数は、全体でどうなっているのでしょうか？

ここで、我々はさらに驚愕の事実を知り、打ちのめされることになります。

なんと新型コロナワクチン以外のこれまでの全てのワクチン、接種回数にして軽く10億

予防接種健康被害救済制度認定者数

従来型全ワクチン（45年分）VS 新型コロナワクチン（3.5年分）

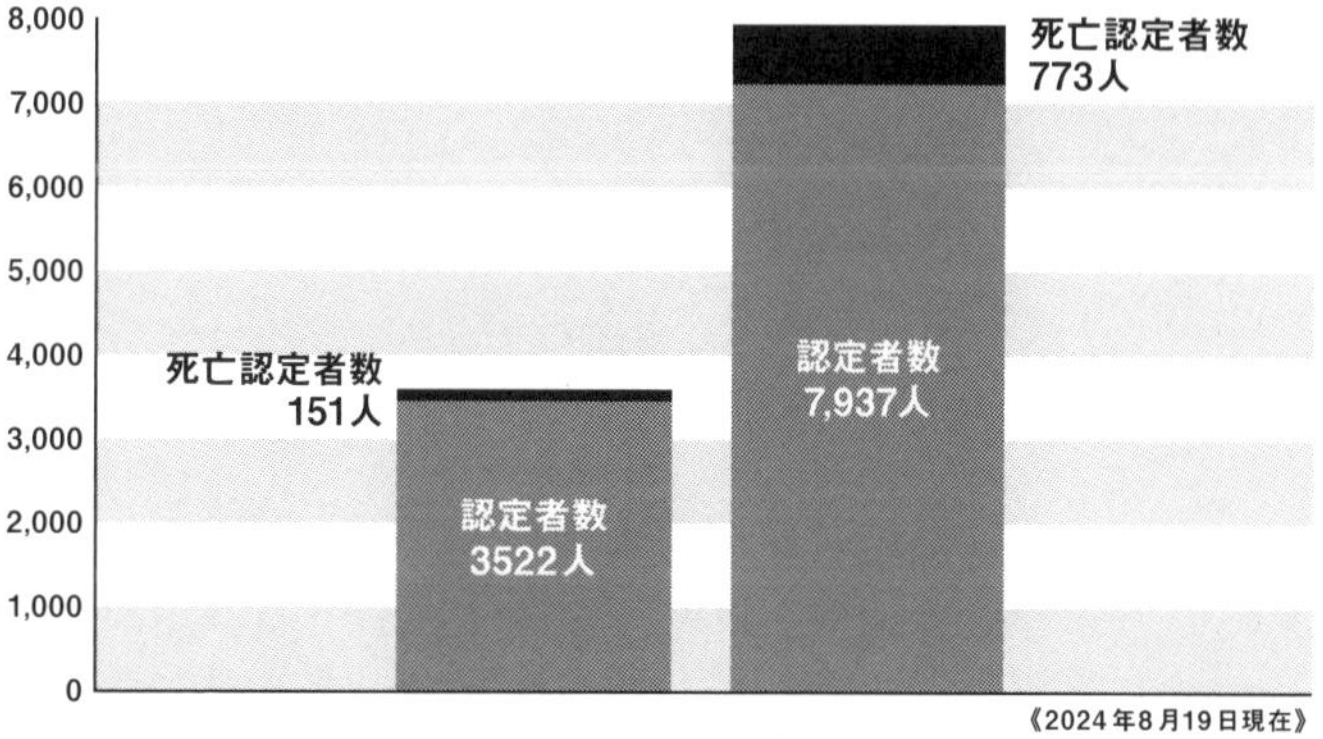

新型コロナワクチン接種による健康被害者数・死者数は、わずか3年半で、過去45年間に接種された全ワクチンによる数の2倍を優に超えてしまった。

回は超えているワクチンの健康被害救済制度の認定数（1977年2月から＝過去約45年間の累計）を、接種開始からわずか約3年半ほどのコロナワクチンの認定数が大幅に上回ってしまっているのです。

期間のみならず、接種回数において半分にも満たない4億回にも関わらずです。

しかも、申請はされているものの、まだ審議さえされていない事例が多数残っているのです。

これは、途中経過に過ぎません。本稿を執筆中の厚労省の最新情報（2024年8月19日公表データ）では、コロナワクチンの健康被害救済制度の認定数は実に7937件にまで上っており、**すでに過去の全てのワ**

クチンの認定件数の2倍以上まで認定されています。

ここで重要なのは接種回数と認定数の関係です。

- **接種回数：コロナワクチンは過去の他の全ワクチンの接種回数の半分以下**
- **健康被害認定数：コロナワクチンは過去の他の全てのワクチンの倍以上認定**

つまり、**認定された健康被害の数だけで、過去の全てのワクチンの健康被害の発生率は4倍を優に超えている**という重大な事実がここには示されています。

統計学的な観点からも、我が社の東京エリアの責任者が、通常業務どころか日常生活もままならない、という辛い状況に追い込まれたことも、「たまたまその人に起きてしまっただけのことだ。運が悪かったのだ」と考えるわけにはいきません。

厚生労働省が把握しているデータだけから判断しても、**「コロナワクチン接種においては、死亡までを含めた健康被害の事例が、過去に一度も経験したことのないほどの高率で発生している」という事実が明確にわかります。**そして、これはまだ現在進行形なのです。

最大の問題は、死亡や体調不良の原因がワクチン接種にあると気づかないこと

我々がさらに注目したのが「新型コロナワクチン後遺症患者の会」という組織の存在です。

先に述べた「新型コロナワクチン健康被害遺族会」の他に、「後遺症患者の会」が全国組織として立ち上がっていて、すでに1000名以上の方が会員として在籍しています。

インフルエンザワクチンなどで接種後に死亡したり、深刻な体調不良となった方が全国で同時多発的にたくさん出てきて、「インフルエンザワクチン遺族の会」とか「インフルエンザワクチン後遺症患者の会」といったものが結成されたことは、もちろんありません。

この「新型コロナワクチン後遺症患者の会」では、後遺症に悩まれている方々からアンケートを取っており、そこには深刻な状況が一目瞭然のデータが記されていました。

まず、どういったことがワクチン接種後に起きているかというと、他には例がないほど多岐にわたる症状を呈していることがわかります。

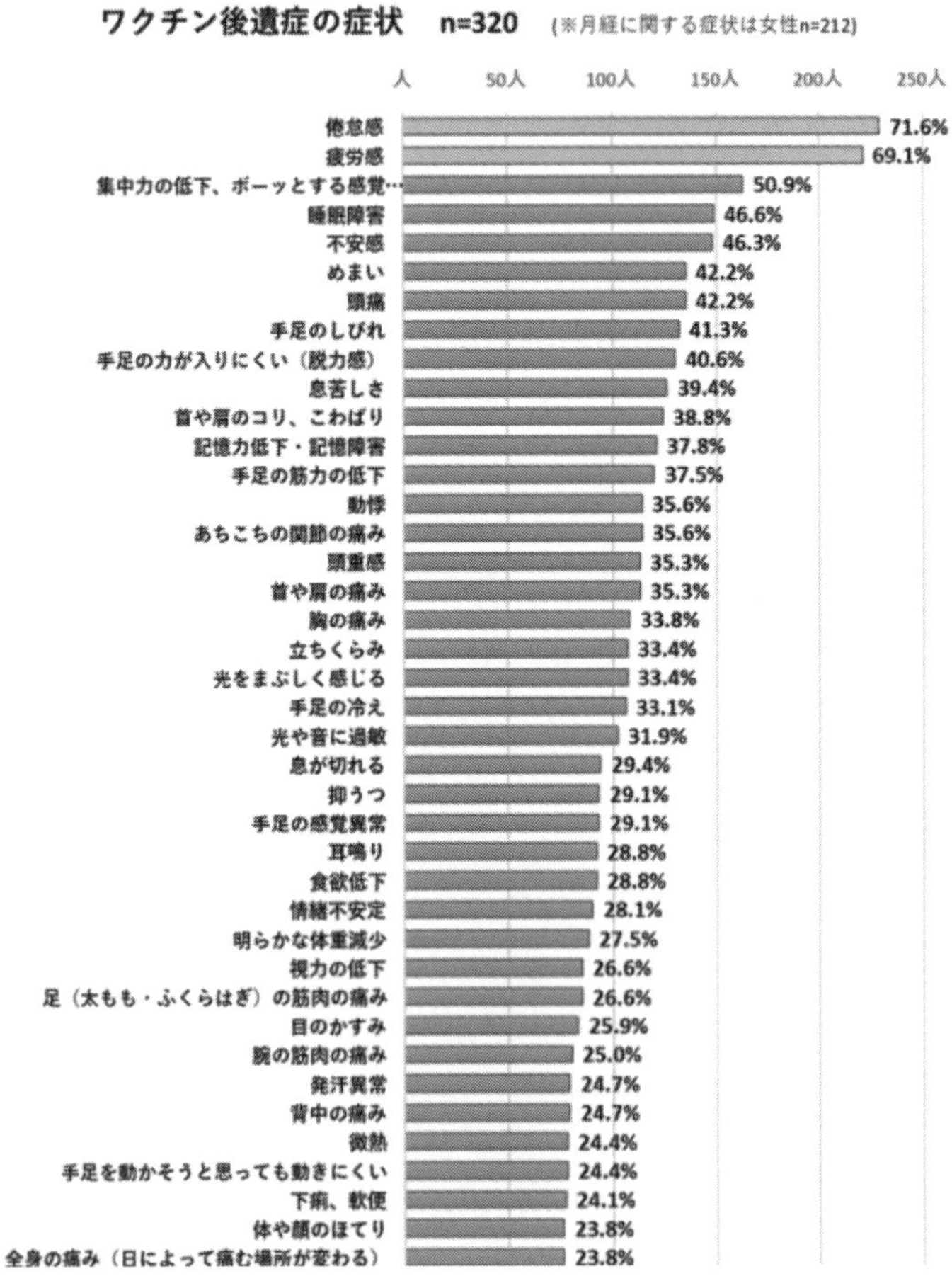
ワクチン後遺症の症状　n=320　(※月経に関する症状は女性n=212)
人
50人
100人
150人
200人
250人
倦怠感 71.6%
疲労感 69.1%
集中力の低下、ボーッとする感覚… 50.9%
睡眠障害 46.6%
不安感 46.3%
めまい 42.2%
頭痛 42.2%
手足のしびれ 41.3%
手足の力が入りにくい（脱力感） 40.6%
息苦しさ 39.4%
首や肩のコリ、こわばり 38.8%
記憶力低下・記憶障害 37.8%
手足の筋力の低下 37.5%
動悸 35.6%
あちこちの関節の痛み 35.6%
頭重感 35.3%
首や肩の痛み 35.3%
胸の痛み 33.8%
立ちくらみ 33.4%
光をまぶしく感じる 33.4%
手足の冷え 33.1%
光や音に過敏 31.9%
息が切れる 29.4%
抑うつ 29.1%
手足の感覚異常 29.1%
耳鳴り 28.8%
食欲低下 28.8%
情緒不安定 28.1%
明らかな体重減少 27.5%
視力の低下 26.6%
足（太もも・ふくらはぎ）の筋肉の痛み 26.6%
目のかすみ 25.9%
腕の筋肉の痛み 25.0%
発汗異常 24.7%
背中の痛み 24.7%
微熱 24.4%
手足を動かそうと思っても動きにくい 24.4%
下痢、軟便 24.1%
体や顔のほてり 23.8%
全身の痛み（日によって痛む場所が変わる） 23.8%

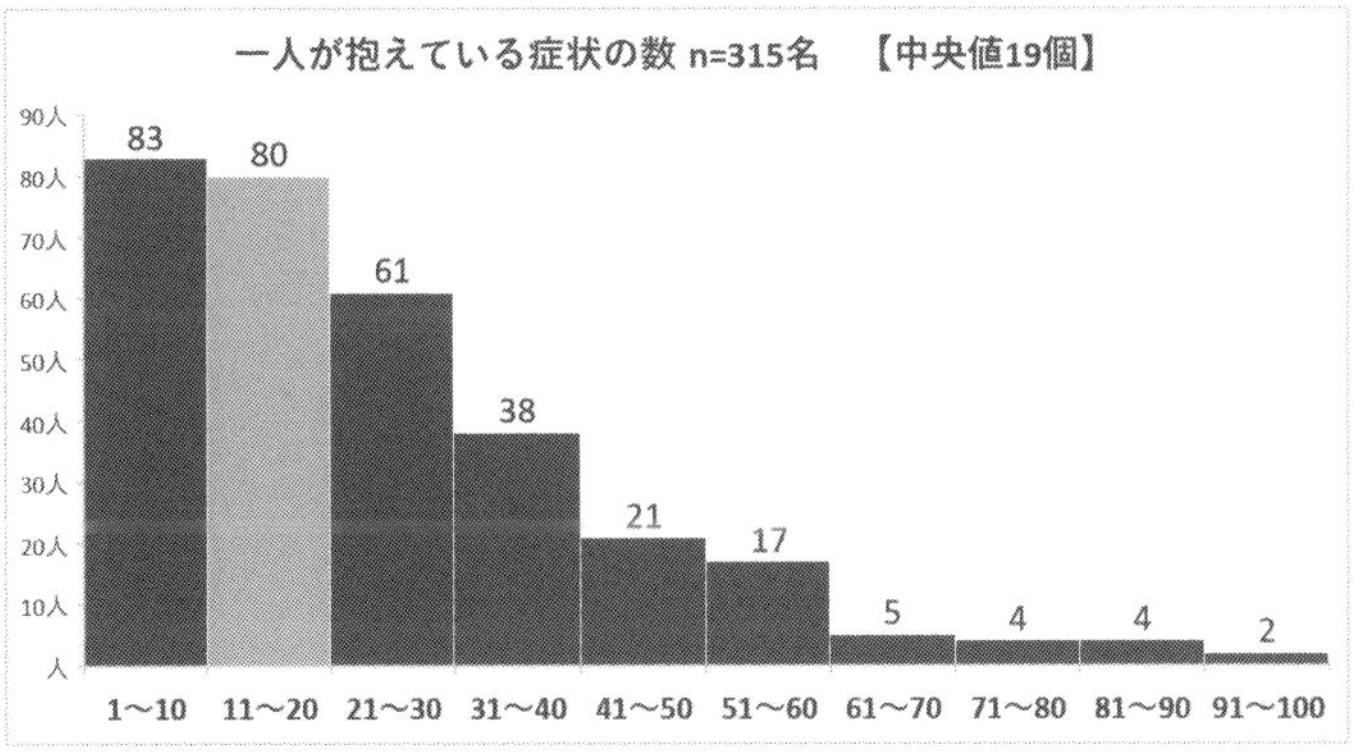
一人が抱えている症状の数 n=315名 【中央値19個】
90人
80人
70人
60人
50人
40人
30人
20人
10人
人
83
80
61
38
21
17
5
4
4
2
1〜10
11〜20
21〜30
31〜40
41〜50
51〜60
61〜70
71〜80
81〜90
91〜100

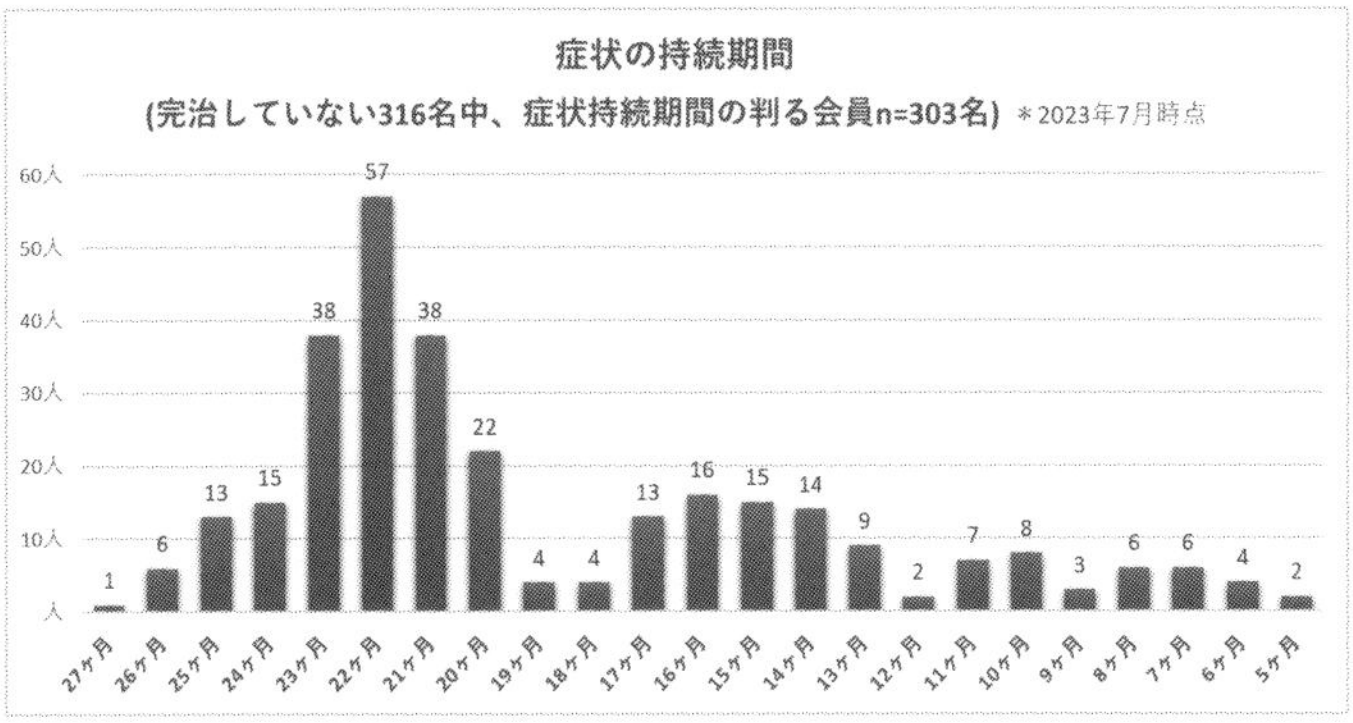
症状の持続期間
(完治していない316名中、症状持続期間の判る会員n=303名) ＊2023年7月時点
60人
50人
40人
30人
20人
10人
人
1
6
13
15
38
57
38
22
4
4
13
16
15
14
9
2
7
8
3
6
6
4
2
27ヶ月
26ヶ月
25ヶ月
24ヶ月
23ヶ月
22ヶ月
21ヶ月
20ヶ月
19ヶ月
18ヶ月
17ヶ月
16ヶ月
15ヶ月
14ヶ月
13ヶ月
12ヶ月
11ヶ月
10ヶ月
9ヶ月
8ヶ月
7ヶ月
6ヶ月
5ヶ月

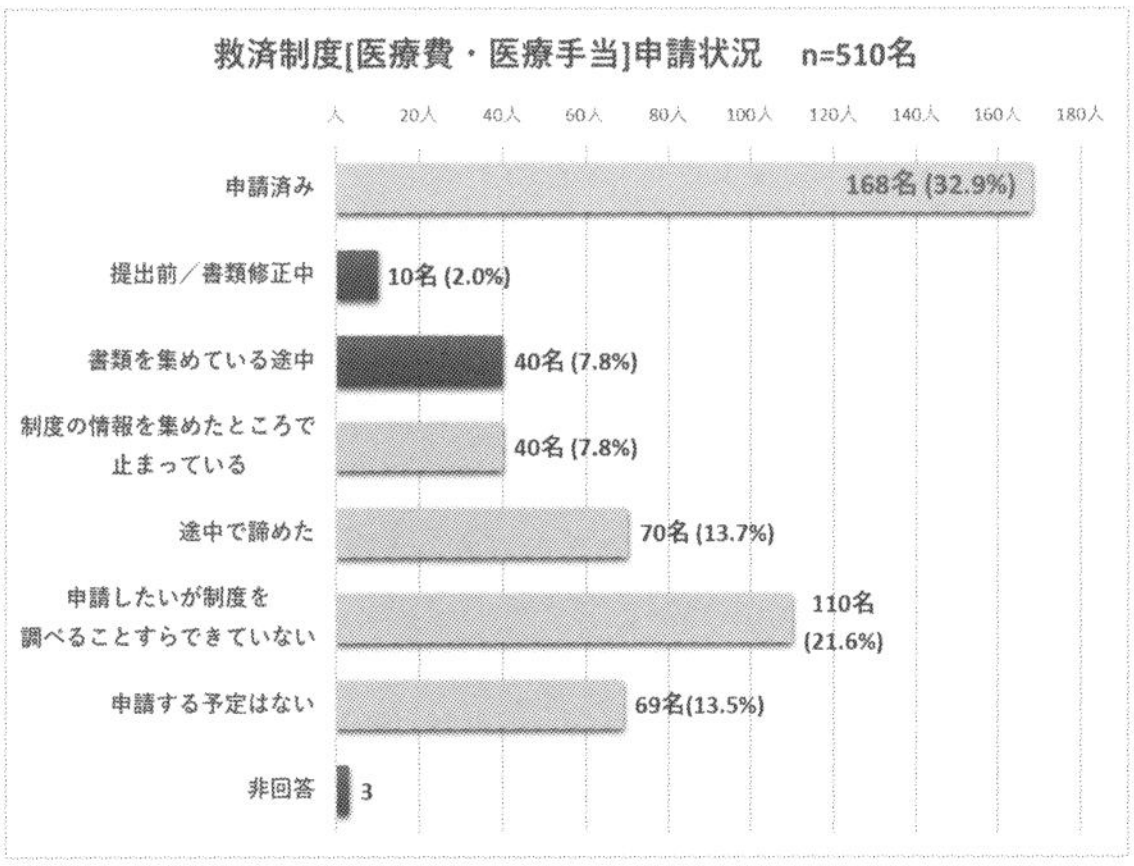
救済制度[医療費・医療手当]申請状況 n=510名
人
20人
40人
60人
80人
100人
120人
140人
160人
180人
申請済み
168名 (32.9%)
提出前／書類修正中
10名 (2.0%)
書類を集めている途中
40名 (7.8%)
制度の情報を集めたところで止まっている
40名 (7.8%)
途中で諦めた
70名 (13.7%)
申請したいが制度を調べることすらできていない
110名 (21.6%)
申請する予定はない
69名(13.5%)
非回答
3

倦怠感、疲労感をはじめ、一人ひとりが複数の多様な症状に悩まされている現状があります。**過去の医学的常識では理解できないような複雑な症状を同時に抱えている**ことが特徴とも言えそうです。平均すると、実に一人で20以上もの症状を抱えているようなのです。お読みいただいているあなたや、ご家族、知人、友人の中にもそうした方がおいでなのではないでしょうか？

これらの症状は、医学用語としては「ワクチン接種後症候群（Post Vaccination Syndrome）」と言うそうですが、いわゆる「ワクチン後遺症」に悩む人たちを苦しめているのは、症状が多様かつ複層的で変移していくだけではありません。症状の持続期間が極めて長期にわたる点も重要です。

症状が、なんと21カ月～23カ月も続いているという患者さんが最も多いのです。2年近くも様々な症状で苦しみ続けていることになります。

そして、もう一つ注目すべきは「救済申請のハードルの高さ」を示すアンケート結果です。

これまで述べてきたように、コロナワクチンの接種後死亡や体調不良における「予防接種健康被害救済制度」の認定数は他のワクチンと比べて圧倒的に数が多いことを示しました。ところが「本当は救済制度に申請したいけど、申請そのものが困難で申請に至っていない」というケースが相当多いのが実際のところのようなのです。

これを見ると、実際には3割程度の方しか申請にいたっておらず、途中で申請すること自体を諦めたり、それ以前に制度のことを調べることもできていない方がいかに多いか見て取れます。体調不良によって手続きを進めていけない事例も相当数あるように聞きます。

もっと根本的で重大な問題を指摘すると、**「救済制度の存在を知らないどころか、〝自身や家族の健康状態悪化の原因がコロナワクチン接種にあるかもしれない〟ことに全く思い至らない人が、相当数いるのではないか」**ということです。

チームメンバーの間で話題になることがしばしばあるのですが、この2、3年、比較的若い年齢（50代とか60代とお見受けできる）で、杖を突いておられる方が激増しているように見受けられます。これも、我が社の事案であったように、ワクチン後遺症としてギランバレー症候群のような神経症状を発症する方が増えているためなのではないでしょうか？

情報を整理していくと、コロナワクチン接種後に日常生活が奪われ、人生が一変してしまった方々が全国にたくさん存在しているのではないか？　従来の全てのワクチン接種で起きたことのない事態が起きているのではないかと思わざるを得ないのです。

なぜ、こんなことになっているのでしょうか？

接種後の死亡が多い、接種後の深刻な副反応が多い、このような結果を招く背景が、コロナワクチン、すなわちｍＲＮＡワクチンには存在する……そう考えることが論理的には妥当だと考えざるを得ません。

「ハインリッヒの法則」が現実に起きているのでは？

亡くなったり、ひどい副反応でまともに働けなくなってしまった人が社内にいるという一方で、我々のように接種後、特に問題なくピンピンしているという人も大勢います。むしろ、「接種後の発熱や苦しさは厳しかったけど、それだけ」というケースも多いのです。

このワクチンを巡る実態は複雑で、２回、３回接種しても、何事もなかったように従来どおり働いているという社員がほとんどである一方で、死亡事例や深刻な後遺症で長期間にわたって苦しみ続けている事例もあるのです。

この両者の差は、一体どこに由来するのでしょうか。

メンバーの一人から、「これはハインリッヒの法則が当てはまるのではないか？」とい

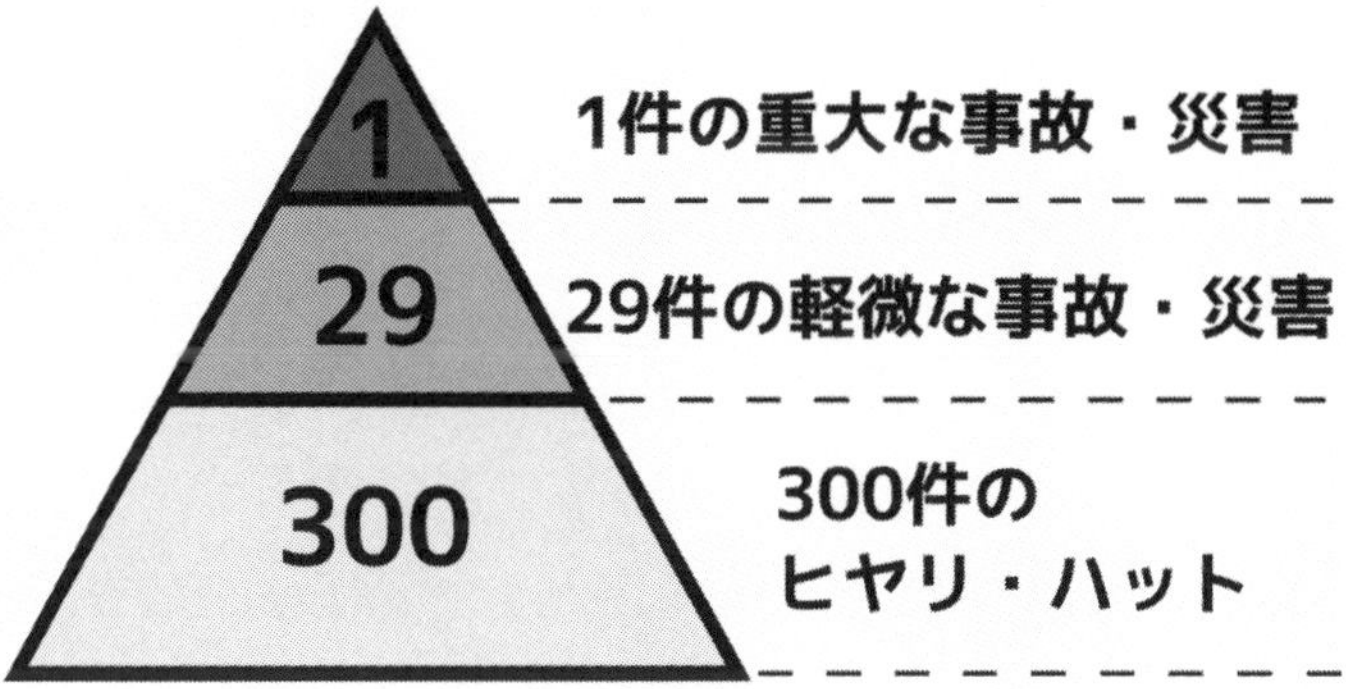

(ハインリッヒの法則)

う意見が出てきました。

「ハインリッヒの法則」というのは、わが社では誰もが研修で習うのですが、いわゆる**「ヒヤリハットの法則」**と呼ばれるものです。

ハインリッヒは、アメリカの損保会社の安全技師だった人なのですが、「１件の〝重大な医療事故〟には、その背後に重大というまでには至らなかった〝軽微な医療事故〟が存在しており、さらに、医療事故こそ生じてないものの、３００件のヒヤリとしたり、ハッとする〝もう少しで医療事故につながる事例〟がある」という法則です。

具体的に数字で言うと、１：29：３００と説明されています。

これは、逆説的に「日頃からのヒヤリハットの事例を減らせば、必ず重大事故をなくせる」ということを示しています。

我々は、「コロナワクチンはインフルエンザワクチンよりも接種後の死亡事例や重篤な副反応が圧倒的に多い」という事実を受け、ハインリッヒの法則が当てはまると考えました。

つまり、「死亡事例」の背後には、それだけ「重篤な副反応に起因する重い後遺症」で苦しんでいる方が存在し、さらにその背後には、「重篤というまでには至らなかったものの、継続的な不調とか、後遺症に悩んでいる方が多数存在している」はずであると考えたのです。

「ハインリッヒの法則」になぞらえて、どのような症状が出た方を「ヒヤリハット」の範疇に入れるのか？　まずは、コロナワクチン接種後に「高熱」「強い倦怠感」「激しい頭痛」が出た方と定義しておきましょう。

コロナワクチンを接種して、他のワクチン接種では経験したことがないほどの高熱が出たり、強い倦怠感や頭痛が出たという人は少なくないと思います。

事前にそうした情報もかなりあり、ワクチン接種の前に、副反応に備えて会社に代休消化や有給休暇を申し出たり、あらかじめ発熱を抑えるための「解熱薬」を買い込んでおいたり、不調で身動きが取れなくなった場合に備えて「経口補水液」や「スポーツドリンク」などを用意して接種に臨み、それでも「準備が足りなかった」と感じていた人も少なくないのではないでしょうか？

ワクチン接種のために「解熱剤を準備する」「数日間、会社や学校を休む」などというのは、これまでのワクチン接種からすると、そもそも異常であると言えます。

「コロナワクチン接種をしたけど、ほら、このとおり自分はピンピンしている。本当にコロナワクチンはリスクが高いのか？　そんなことを言っている奴は陰謀論者だ」などという意見は、本当に一部分のことしか捉えていない気がします。

日頃、ワクチンを販売している我々の立場としては、従来の全てのワクチンとは比較にならないほど多くの接種者に「高熱」「倦怠感」「頭痛」という副作用が出ていることに注目する必要があります。厳しい副反応を示す接種者の多さが、重篤な副反応の多さ、そして接種後の死亡の多さに繋がってはいないでしょうか。

もちろんハインリッヒの法則で示されている1：29：３００という数理モデルがそのまま今回のコロナワクチン被害に当てはまるとは考えていません。しかし、副作用がそもそも強い、という基本前提が、重篤な副反応（後遺症）の多さ、ひいては死亡という悲劇の多さにつながっていると考えるのが自然ではないでしょうか。

ここでやはり比較対象として考えるべきは、インフルエンザワクチンかと思います。インフルエンザワクチンは、接種後にほとんど発熱しません。熱が出たとしても、37・0度程度ということがよく知られています。

強い倦怠感が出ることもほとんどなく、頭痛なども、まずありません。接種部位が赤く腫れたり、少し痛むこともありますが、コロナワクチンの時のように寝返りが打てない、腕が上がらない、などという報告はほとんどありません。基本的にどのワクチンも同様です。B型肝炎ワクチンしかり、狂犬病ワクチンしかりです。

こうした従来のワクチンでも、もちろんハインリッヒの一番下の階層部分の報告が「全くゼロ」というわけではありません。しかし、事実として極めて少ないですし、軽度なのです。その結果、重篤な副反応も接種後の死亡も圧倒的に少ないのではないか。

そう考えるのが、我々が「ハインリッヒの法則」を学んだ後の結論です。

COLUMN

なぜインフルエンザワクチンを比較対象にするの？

本章で、コロナワクチンの安全性の問題を検証するために、「インフルエンザワクチン」を比較対象としたことは、お読みのとおりです。

なぜ、インフルエンザワクチンにスポットを当てたのか、少しお話させていただきます。

同じ会社内で、働くことはおろか、日常生活もままならなくなってしまったり、亡くなってしまったりという方を身近に見ただけでなく、全国からも同様のケースが報告されていることを知りました。

しかし、こうした事実をテレビや新聞で見たことがあるでしょうか？　ワクチンの安全性に関して責任を持つべき規制官庁である厚労省や、政府から、死亡、あるいは重篤な健康被害が存在する事実について注意喚起されることはなかったし、中立であるべき報道機関からも、ごく一部の例外を除いて接種事業への懸念が表明されることはありませんでした。

しかし我々は、社内で同僚の死や、重大な有害事象の存在を知り、論理的に「コロナワクチンは安全だ」と言い切ることができなくなりました。

「コロナワクチンの安全性」について検証しようとする場合、コロナワクチンだけに注目していても「そのリスクがどの程度のものなのか」はなかなか見えてきません。

そこで、我々は比較対象の基準として、

・コロナワクチンと同じくらい多くの国民が接種している実績がある
・コロナワクチンと同じくらい幅広い年代で接種している
・コロナワクチンと同じような疾患（きつい風邪症状の類い）を予防目的としている

ワクチンを想定しました。もちろん、浮かび上がってきたのは「インフルエンザワクチン」というわけです。

既述のとおり、日本においてインフルエンザワクチンは、毎年4〜5000万回程度、継続的に接種されてきました。

また、高齢者から小さいお子さんに至るまで、幅広い年齢層で接種されています。さらにCOVID-19とインフルエンザでは、疾患としてかなり症状が被るところがあります。

厳密に言えば、医学的、統計学的に比較できないとはいえ、比較対象としては適切であると考えました。

そもそもコロナワクチンやインフルエンザワクチンは、予防目的とする感染症（新型コロナ、インフルエンザ）に罹患する人数があまりに膨大で、かつワクチン接種回数も極端に多いだけに、「ワクチンの有効性、安全性を厳密に検証する」ことは困難を極めます。

特に有効性について検証することは「事実上不可能」に近いと言えます。

なぜなら、厳密に有効性に関して試験するためには、「国民全員がワクチンを接種した場合」と「国民全員が全く接種しなかった場合」を【同じシーズン】で比較する必要があるからです。

なぜ、同じシーズンで比較する必要があるのかと言えば、インフルエンザの流行具合がその年によって異なるからです。大流行する年もあれば、全然流行らない年もある。それゆえ「同じシーズンで打った場合と打たなかった場合」を比較できない限り、ワクチンの有効性はわかりません。もし本当に可能なら、「全員がワクチンを打った世界」と「誰一人ワクチンを打たなかった世界」を比べてみたいものです。ですが、ご承知のように現実には無理なのです。ですから真の有効性の検証は、事実上不可能と言えるのです。

しかし、インフルエンザワクチンとコロナワクチンの「安全性」については比較できます。

本文でも述べたことですが、まず大前提として「ワクチン」というものは健康体の人に打つものなので、「極めて安全でなければならない」という基本条件があります。B型肝炎ワクチンだろうが、狂犬病ワクチンだろうが、インフルエンザワクチンだろうが、コロナワクチンだろうが、それは変わりません。

薬は病気の人に対して処方するわけですが、ワクチンは健康な人に接種するのです。その意味で、「抗がん剤」などの安全性評価の前提条件は、ワクチンとはまるで変わってきます。そもそも抗がん剤を使用するのは「がん患者」の治療のためであり、治療を行わないままだと命に関わるケースがあるので、治療薬に求められる安全性の基準はワクチンよりもずっと低い基準になります。つまり、リスクを承知のうえで、治療薬は投与されるわけですから、「ワクチンと抗がん剤の安全性基準は最初から比較できるものではない」ということになります。

従って、治療薬との比較は無意味ですが、ワクチンの種類に関わらず「ワクチン同士で比較することで、それぞれのワクチンの安全性を検証する」ことは可能なのです。

但し前提条件が偏ってしまってはワクチン同士の比較も怪しくなってきます。例えば、接種回数です。極端な話ですが、「Aワクチンは1億回接種している、Bワクチンは100回接種している」といった時に、接種回数の差が大きければ統計的誤差も大きくなるので、AとBの安全性評価を比較するには説得力に欠けます。

当然ながら、接種回数が少ない方に偏りが生じる可能性があるからです。

また「Aワクチンは高齢者に接種している、Bワクチンは小児に接種している」というのでは、接種対象者が違いすぎてこれも比較には適していません。性差や年齢差があっては、そもそも身体の免疫機能や心肺機能などの基礎体力が異なり過ぎているからです。

以上のようなことを全て考慮すると、コロナワクチンの安全性をよりわかりやすく捉えるためにはインフルエンザワクチン以上に参考となるワクチンは他になかったわけです。

インフルエンザワクチンとほぼ同条件で比較したことで、コロナワクチンの安全性が非常に低いという事実が明らかになったと言えます。

3章

「mRNAワクチン」は、神か、悪魔か？

「史上初」だったmRNAワクチンの人間への使用

科学技術は、常に進化しています。

その結果「これまでのワクチンよりはるかに安全性が高く、有効性も極めて高い」という結果をもたらしてくれるのであれば、何も言うことはありません。

しかしながら2021年に日本で接種が始まったmRNAコロナワクチンは、前章で述べたように、死亡事例の認定数など、従来型のインフルエンザワクチンでは考えられないほど安全性に大きな疑問があることがはっきりしてきました。

数多くのワクチンを販売している私たちからすれば、過去のあらゆる事例から考えて、「即刻使用停止」と判断されるくらいの「信じられない被害状況」に見えます。

これは、「科学技術の進歩」というより、むしろ〝人類にとって未知で、一度も成功例のなかったmRNAワクチン〟を、「パンデミックという緊急事態に対応するためだからやむを得ない」という、一見もっともな理由のもと、常識や医療倫理を度外視して強引に進めてしまった人類の大きな過ちのようにも見えます。

一般の方々の中には、特に何の違和感も感じることなく、過去のいろいろなワクチンと同じようなものと考えて、コロナワクチンを2回、3回と接種した方も多いかと思います。

しかしこの3章では、今回のmRNAワクチンが「いかにこれまでの製薬業界の常識からかけ離れていたのか」に注目していきたいと思います。

長期間の開発が必要なワクチンが、なぜすぐ人に使われたのか？

ファイザー社やモデルナ社のコロナワクチンの登場で驚かされたことは、何と言っても圧倒的な「開発スピード」です。

「ワクチン開発には、最低でも10年かかる」、これは業界では常識です。なぜ、それほど長い期間が必要なのでしょう？

ワクチンが世に出回るまでには様々な段階があります。

まず、基礎研究として、ワクチンに必要な物質（細菌やウィルスなど）を探すだけでも2〜3年、そして動物を使った非臨床試験（マウスなどの齧歯目、その後は犬などの哺乳類、そしてサルなどの霊長類）に3〜5年、次いで実際に人間で試験する臨床試験（治験）に3〜7年、申請承認に1〜2年かかるといった具合です。

ワクチン開発の基本的な流れ

ワクチンの開発には通常10〜15年ほどかかるとされています

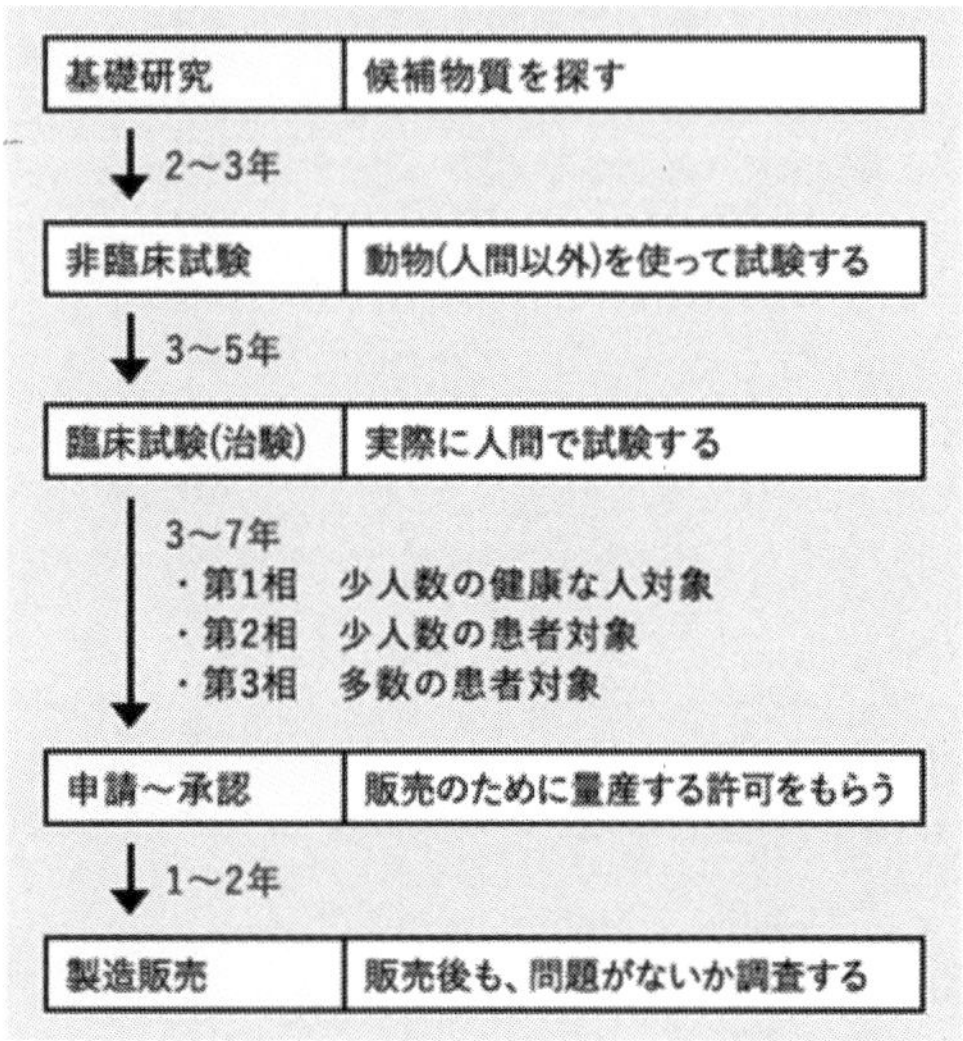

（参考：https://www.saiseikai.or.jp/feature/covid19/vaccine/）

開発段階で最も時間がかかるのが「臨床試験」です。実際に人で試すわけですから、人を集めるだけでも大変な仕事になります。もちろん費用も莫大なものになります。

繰り返しになりますが、医薬品は、特定の症状のある病人に、特定の効果をもたらす薬剤を選択的に打つことによって、不健康な状態からの改善を目指すわけですが、ワクチンは、医薬品とは違って「健康な人間に大量に打つ」性質のものです。

こうした前提があり、とりわけ高い安全性が求められるため、特に臨床試験が重要になります。当然、短期的な副反応のみならず、長期的な副反応も（遺伝的な影響を調査する必要もあるので、数世代にわたる生殖の検証も含めて）しっかり見ていく必要があります。

ところがファイザー社は、今回のワクチンを、新型コロナウィルスが登場してからわずか10カ月という「異例中の異例の早さ」で世の中に登場させました。「異例中の異例」と言いましたが、前例などありません。人類史上初めてだったのです。

新たな感染症が登場して、それに対するワクチンが1年以内に完成することなど、これまでの歴史では一度もありませんでした。それが今回のCOVID-19に対しては、なぜこんなスピード感を持って開発できたのでしょうか。

実は、2002年~2003年にSARS（重症急性呼吸器症候群）が流行しましたが、この頃から「mRNA技術を用いたワクチン開発」が行われてきた背景があります。今から20年以上前からアイデアとしてはあり、技術的に研究され続けてきたことになります。ウィルスの遺伝子配列さえ解明できれば、すぐにワクチンを設計できる状況にはあったのです。ただし、〝理論的には〟です。

しかしながら、仮に理論上のバックボーンがあったとしても、本当に安全なのかどうかという点に関しては、長期の治験を経ない場合、限られた知見しか得られません。例えば「接種した人間が3年経っても本当に大丈夫なのか？」ということは、メカニズム的に安全なはずだからといって、通常は認められません。理論的な仮説だけでは認可などとうてい下りなかったのです。

医薬品であれ、ワクチンであれ、その作用機序、仕組み、メカニズムが理論的に安全なはずだからといって、それだけで承認されるわけではないのです。

「長期的に安全である」と認められるためには「長期的な臨床試験を実施して特に問題がなかった」つまり「ある程度、まとまった数の人間に対して、実際に薬品やワクチンを使用して数年間何も事故が起きなかった」という結果が、まず必要なのです。

今回のコロナワクチン開発においても、1年を超える臨床試験は実施されていないので「1年以上の長期的安全性については全く何が起きるかわからない」という前提であるのを承知で見切り発車したとしか言いようがありません。

しかし、2021年6月、時の河野太郎コロナワクチン推進大臣は、ブログで以下のように「【長期的な安全性はわからない】というデマだ」として情報発信をしています。

・mRNAは半日から数日で分解され、ワクチンにより作られるスパイク蛋白も約2週間以内でほとんどがなくなります。
・mRNAワクチンが遺伝子に組み込まれることはありません。
・mRNAワクチンでもアナフィラキシーが起きることがありますが、症状が出るのは接種してから2日以内に限られます。
・これまでのワクチンでも、ほとんどの副反応が6―8週間以内に起きることが知られています。
・以上のことから、コロナワクチンの長期的な安全性について特段の不安があるということはありません。

（参考：ワクチンデマについて―衆議院議員 河野太郎公式サイト（taro.org））

このワクチン推進大臣の発信は、我々製薬企業の人間にとっては、信じられないほどの驚きでした。

・mRNAは、半日から数日で分解される
・ワクチンにより作られるスパイクタンパクも、約2週間以内にほとんどなくなる

ファイザー社やモデルナ社のmRNAワクチンは、このように設計されているから安全なのだ、と説明されてきました。しかし、それは理論的な設計思想であって、確実なエビデンスもなく、一度も人間で実証されたことはなかったのです。にもかかわらず、「長期的な安全性について特段の不安があるということはありません」と結論を出し、全国民に伝えてしまっていたのです。

もし、このような考え方で医薬品やワクチンを市場に出していいということになれば、我々製薬企業は、安全性を何重にもわたって慎重に確認するために、わざわざ膨大な費用と長い年月をかけて実施する長期的な臨床試験の必要などないということになります。「作用メカニズム的にこの医薬品は安全です」とわかるような資料を提出しさえすれば、それでいいということになります。

このように、今回のコロナワクチンは開発の経緯や世に出るまでの期間が、驚くほど常識外だったのです。

発症予防効果の有効性94〜95%は、腰が抜けるほどの「常識外」

初期型コロナワクチンの有効性が、ファイザー社で「95%」、モデルナ社で「94%」という驚愕の数値が毎日のように新聞・テレビなどの大手メディアを通じて宣伝されました。

この数字は、まさに我々の業界からすれば腰が抜けるほどの「常識外」でした。

というのも、インフルエンザワクチンでは有効性が4割〜6割と言われてきたのです。コロナワクチンで言われた「有効性95%」とは、発症予防効果のこととして説明されてきましたが、インフルエンザウィルスやコロナウィルスなどの風邪症候群の疾患発症予防効果としては、とても信じがたい数字でした。

インフルエンザワクチンの場合、毎年WHO（世界保健機関）が、次シーズン流行(はや)るであろうウィルスの株を予測し、「推奨株」を発表し、各国でそれに基づいてインフルエンザワクチンを製造します。あくまで予測であるため、当たる場合もあれば当たらない場合もあり、年度によってインフルエンザワクチンの効果に「今年のは全然効かなくて、罹ったってしまった」など、大きな幅があるように言われるのは、そのためです。

一方、コロナワクチンの有効性95%というのが実際に発揮されるなら、もはやコロナウィルスを恐れる必要など全くない、と言って差し支えないレベルの数値となります。

発症予防効果ということですが、それは【発症そのものを抑える➡重症化しない➡死亡しない】ということを意味するからです。コロナウィルス感染による死亡はもちろんのこと、重症化する心配もほとんどなくなると宣伝されていたわけです。

「95%」は、それまでの我々業界の常識をはるかに越えるような驚異的な数字であったことは間違いありません。

副反応とその対応も完全に常識外だった！

ワクチン登場で謳われた有効性も常識外ならば、副反応もこれまでのワクチンの常識を大きく外れるものでした。

まず特筆すべきは「発熱の高さ」です。コロナワクチン接種後には、38度を超える発熱は全く珍しくありませんでした。これを読まれている読者の皆さんやご家族、ご友人にも高熱を出された方がたくさんいたのではありませんか？

結構な割合の方がしっかり発熱し、それに伴って強い倦怠感や頭痛も、副反応の特徴として周知されていたかと思います。「ある程度熱が出るのは覚悟しておいてほしい」というようなニュアンスです。

副反応がいかに異例で厳しいものだったかは、マスコミによって推奨されていたその対応法にも表れています。

まず発熱対策として、カロナールなどの解熱鎮痛剤を用意しておいたほうがいいと広く言われていたと思いますが、ワクチン接種後の発熱に備えて解熱鎮痛剤を準備しておけとの指示が出るなどということは、従来のワクチンではとうてい考えられませんでした。それだけでなく、「ワクチン接種後は、発熱や体調不良に備えて、翌日や場合によっては数日、会社や学校を休めるように予定を調整しておいたほうがいい」などという対応も、またこれまでのワクチンでは考えられないことでした。

おまけに、「高熱が出るのは、ワクチンが効いて、体内でたくさんの抗体ができている証拠だから喜んだほうがいい」などという噂もあちこちで聞かれるほどでした。

しかし、「ワクチンで高熱」など極力起きないほうがいいに決まっています。それがこれまでの「医療常識」だったのですが、なんだか、多くの国民の感覚が変な方向にずらされてしまった感があります。

▼製薬会社だったら「業務停止命令」の恐れがある厚労省の「常識外データ」①

我々にとっては、厚労省が出したデータで大変悲しく残念なものがあります。

もしも、製薬会社がこのようなデータを広めたとしたら「すぐに業務停止命令が下るのでは?」と思わざるを得ないようなデータの示し方なのです。

なぜそれが「悲しいデータ」なのか? ご説明しましょう。

それは「心臓」に関するデータです。元々、mRNAワクチン接種が先行していた米・欧からは、特に10代、20代の若い男性は、心筋炎や心膜炎に注意が必要なのではないか? という情報が入ってきていました。一部の医師は、「心筋炎を一度引き起こしたら、心臓の筋肉は中々元には戻らない」という警鐘を鳴らしていました。

一方、コロナに罹患した場合にも「心筋炎が起こる」と言われていました。

そこで、厚労省は「コロナに罹患した時の心筋炎」と「コロナワクチン接種によって起こる心筋炎」のリスクを比較したデータを出したのです。それが次の表になります。

(https://www.mhlw.go.jp/content/10601000/000844075.pdf)（↑＊後に厚労省は以下の表はＨＰから引っ込めてしまいますが、元となったデータは、まだネット上に残されています）

これはしばらくの間、厚労省のＨＰに掲載され、多くの自治体でも引用して使われていたデータです。

「心筋炎、心膜炎になるリスクは、ワクチンを受けた場合とコロナにかかった場合では、はるかにコロナにかかった時のほうが高い。だから、若い人たちもワクチンを打ちましょう」と広く宣伝されました。

このデータは、「たけしのＴＶタックル」などでも使用され、話題となりました。

しかし、このグラフは「サンプルの比較方法が根本的に間違っている」と言えます。

①そもそも比較する年齢が異なっている

まず、単純に心筋炎のリスクを比較するのであれば、サンプルの年代を合わせなければ

100万人あたりの心筋炎・心膜炎の発症数

《厚労省発表》

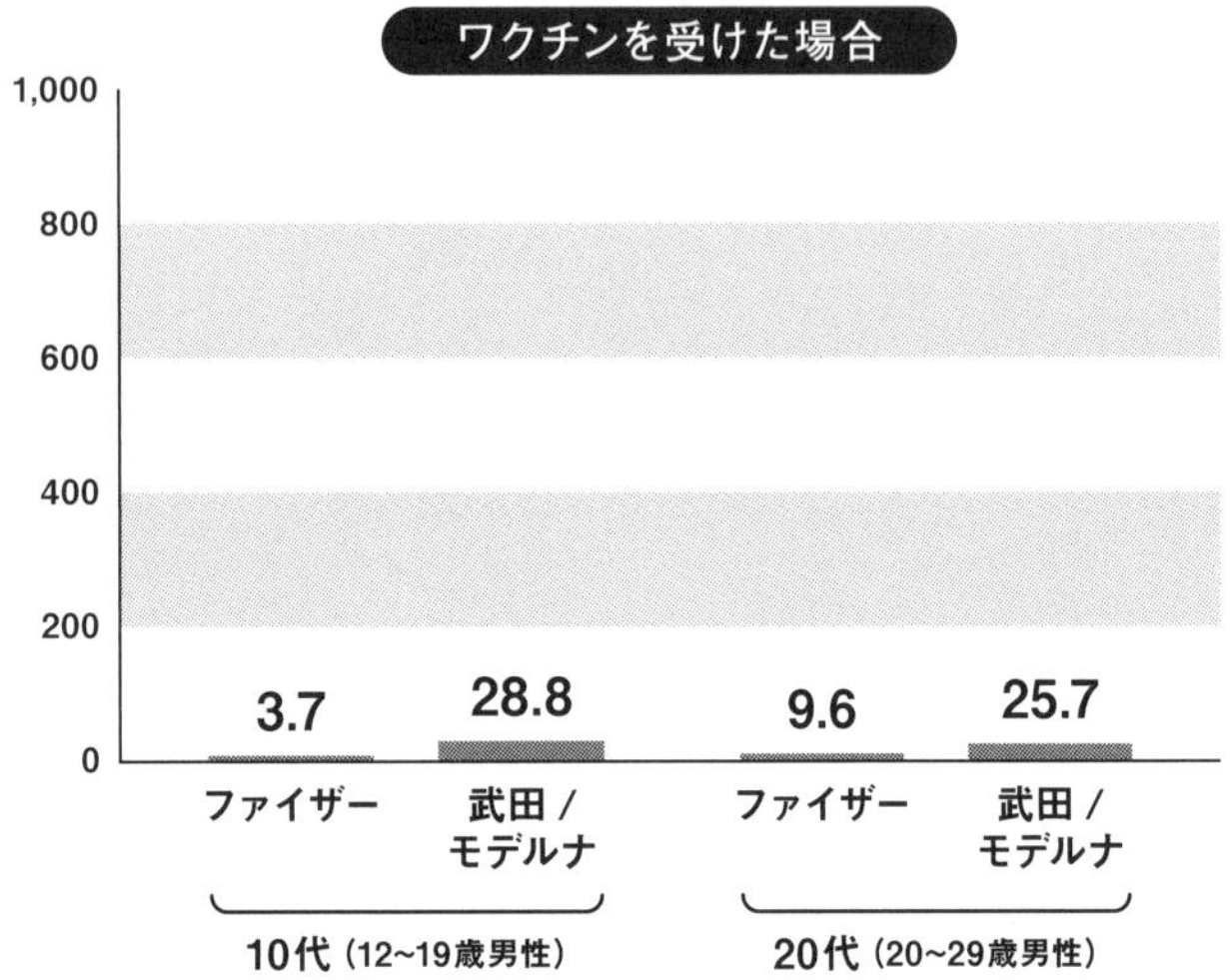

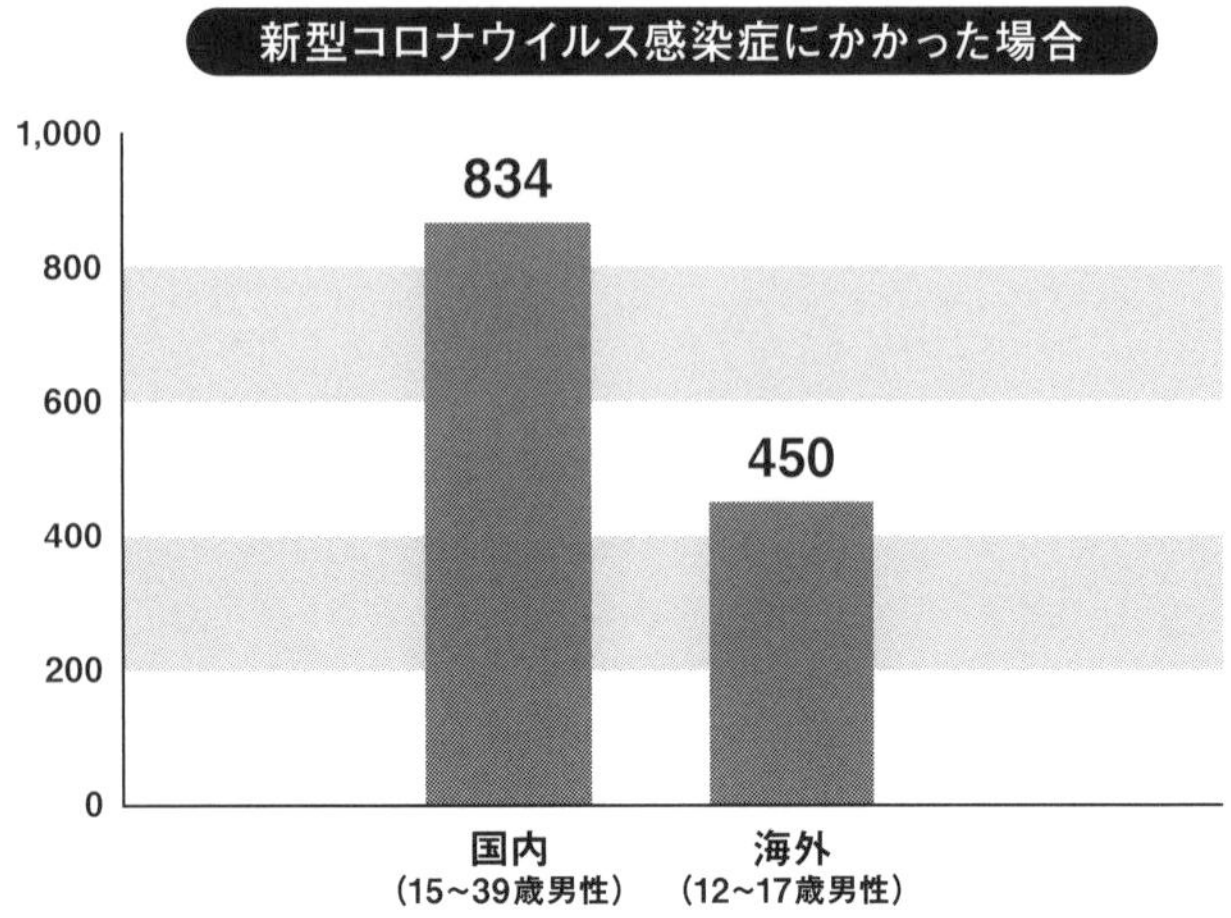

なりません。このグラフでは、ワクチン接種後のリスクは10代と20代である一方、コロナにかかった場合の対象者の年齢は「15~39歳」となっており、30代も含まれています。

このように、サンプルの条件にズレがあるまま比較してはいけません。

②比較の方法が間違っている

それだけではありません。心筋炎・心膜炎のリスクについて調べようとしたら、当然のことですが、「ワクチンを接種した場合」と「ワクチンを接種しなかった場合」とで比較しなければなりません。母集団のそれ以外の条件は一致していることが前提であるはずです。

母集団の前提を完全に同一条件で一致させ、「ワクチン接種の有無」だけで比較しないと「ワクチン接種のリスク」を検討することはできないことは明白です。ですからこの表は「比較のやり方そのもの」が根本的に間違っているのです。

③「コロナにかかった場合」のリスクを過度に大きく見せている

さらに悪質なのは、「コロナのリスクを故意に大きく見せていた」点です。

「新型コロナウィルス感染症にかかった場合」と表現されていますが、これは正確ではありません。例えばＰＣＲ検査や検査キットで陽性になった場合のことを指しているのではなく、実は「入院患者」のみを母集団のサンプルとして選んでいたのです。

当時コロナで入院していた患者は３・８万人いたのですが、そのうち20代男性は４７９８人。そしてその４７９８人のうち、実際に心筋炎を発症したのは４人でした。厚労省が作ったこのグラフを見て驚いたのは、この入院した20代の４７９８人を対象にして、この母集団を１００万人と見立てた場合、そのなかで心筋炎を発症した人が何人に相当するか？　というのを無理やり逆算して出てきたのが、表で示された「８３４人」という数字だったのです。

（4798 : 4 ＝ 1000000 : X）→ X ＝ 833.6 人、四捨五入して 834 ！　というカラクリです。

このように、厚労省はきちんとした比較ではなく、「捏造」とも言えるレベルの比較表を作成し、公表し続けました。

「若者はワクチン未接種のままだと心筋炎・心膜炎のリスクが高まって危ない！」

というメッセージを打ち出すことで、なかなかコロナワクチンを打ちたがらない若者世代の接種率をなんとか上げようと必死だったのかもしれません。

実際、1回目2回目の接種率は10代で70％近く、20代30代で80％まで上昇しましたが、その結果、多くの悲劇を生むことにつながりました。

ワクチン接種した若者の心筋炎・心膜炎のリスクは厚労省データのとおり減ったのか？

「若い男性がコロナに罹(かか)って入院する」という状況は、少し発熱したとか、咳が出る、倦怠感がある、といった程度の軽い症状ではない可能性が高いわけです。

それなりに厳しい状況だったからこそ入院したのではないでしょうか。

それを、「新型コロナウィルス感染症にかかった場合」という表現で「検査で陽性になった場合も含まれるのではないか」と勘違いさせる表記をしていいものでしょうか？

また、数字のトリックを意図的に使い、極端に数字を大きく見せている点も悪質だと思います。

このように、比較する年齢も違えば、比較するやり方も根本的に間違っており、さらにはワクチンではなく、コロナウィルスのリスクだけを極端に大きく見せる……。

厚労省が出したデータは、まさにこのような手法を使って歪められたものでしたが、もし、我々のような製薬会社が同じ手法を使って医薬品を宣伝したりしようものなら、まず間違いなく「業務停止命令」が下されているだろうと思います。

繰り返しますが、この厚労省データは、各自治体のみならず、ゴールデンタイムのテレビでも放映されたくらいですから、その報道を見たことがきっかけでワクチン接種した若者も多くいたのではないでしょうか。

この心筋炎、心膜炎という有害事象の存在は、ワクチン接種が開始された当初、日本では全く騒がれませんでしたが、2021年12月には「重大な副反応」として深刻性評価のレベルが引き上げられています。

しかしそれは悲しいことに、2021年9月に「急性心機能不全（推定）」によって晃大が亡くなってしまった後のことでした。

また、2024年7月までの予防接種健康被害救済制度において、すでに10代20代の若者を中心に、500件以上もの心筋炎・心膜炎の健康被害事例が認定を受けている事実も私たちは決して忘れてはなりません。

「特に若い壮健な男性に対してコロナワクチンは心臓に大きなダメージを与える可能性がある」という情報が日本でも早くから広まっていれば、ワクチンを接種するかどうかの選択もまた変わっていたのかもしれないと思うと、残念で仕方がありません。

▼製薬会社だったら「業務停止命令」の恐れがある厚労省の「常識外データ」②

これだけではありません。実は、他にも信じがたいワクチンデータを厚労省は出していました。それが「ワクチン接種者と未接種者の陽性率のデータ」です。以下をご覧ください。

こちらは2022年4月に出された厚労省アドバイザリーボードにて提示された「10万人あたりの新規陽性者数」のグラフです。「未接種者」、「2回接種」、「3回接種」という分類ごとに、年齢別に出したという表になります。これを見ると、「未接種者の10万人あたりの新規陽性者の数が、どの年代でも最も多い」としか読み取れないと思います。

ところが、**ここにも「作為的」としか言えないようなトリックがあった**のです。

統計的には、「○月○日に、どの会社のワクチンをいつ打ったか、何回目かを正確に覚

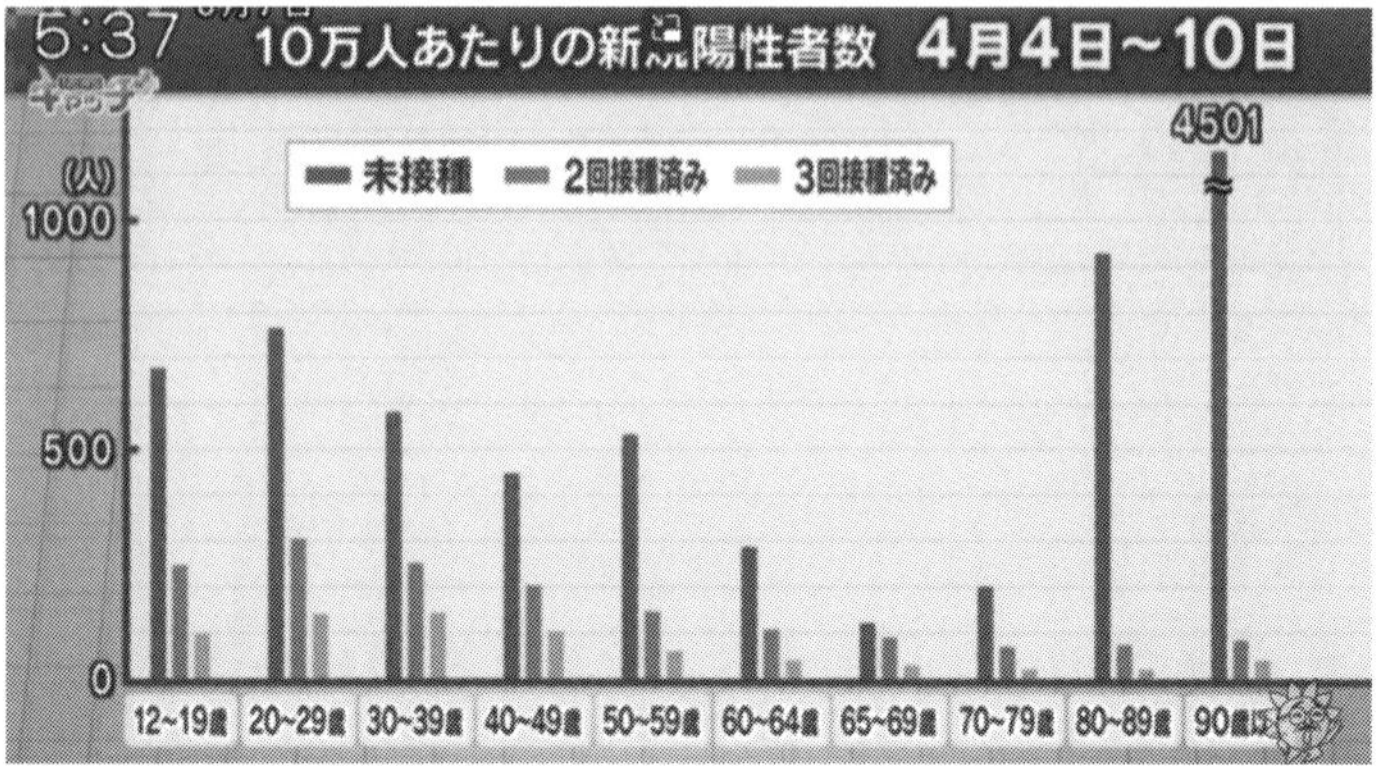
5:37
10万人あたりの新規陽性者数 4月4日～10日
(人)
1000
500
0
未接種
2回接種済み
3回接種済み
4501
12~19歳
20~29歳
30~39歳
40~49歳
50~59歳
60~64歳
65~69歳
70~79歳
80~89歳

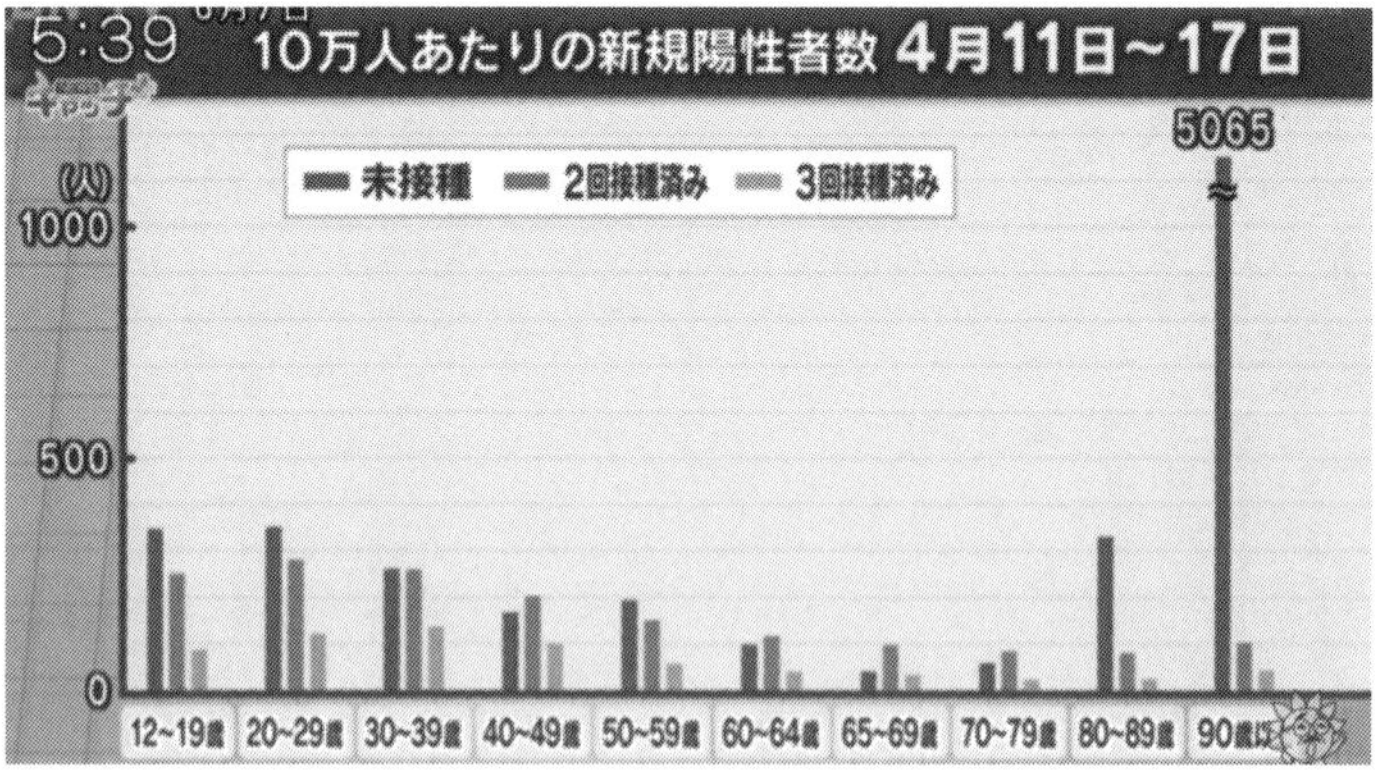
5:39
10万人あたりの新規陽性者数 4月11日～17日
(人)
1000
500
0
未接種
2回接種済み
3回接種済み
5065
12~19歳
20~29歳
30~39歳
40~49歳
50~59歳
60~64歳
65~69歳
70~79歳
80~89歳

えていない」という報告は、**本来であれば「接種歴不明」として分類すべきところを、厚労省では「未接種者」として計上していた**ことがわかったのです。

この事実は、一部の地方テレビ局、CBCテレビ（名古屋）やサンテレビ（神戸）でも報道されました。

これをグラフにすると以下のようになり、一目見て「未接種のほうが感染しやすい」という印象を与えるグラフになります。

これは、各国のデータを見ていて、「ワクチン接種による感染予防効果で、日本の厚労省が出しているデータだけが予防効果があるように見えるが、それはなぜか？」という疑問を持ち、それぞれのデータを比較していた名古屋大学の小島勢二（こじませいじ）名誉教授の指摘によって発覚しました。

この指摘を受け、厚労省でデータの集計をし直して出てきた数値が以下のものです。

（参考：https://www.mhlw.go.jp/content/10900000/000931576.pdf、https://www.sun-tv.co.jp/suntvnews/news/2022/06/07/53955/）

わずか1週間後のデータですが、接種者と未接種者での数値がまるで変化しました。

「ワクチン接種歴別の新規陽性数」は、2022年4月10日分までは、本来「接種歴不明者」としてカウントすべき値を、「未接種者」にカウントされていたので、統計的事実が歪められて公表されてきたことになります。

右のグラフでも、30〜39歳では、「未接種者」と「2回接種済み者」の陽性者数がほぼ同等で、40〜49歳、60〜64歳、65〜69歳、70〜79歳においては、**「2回接種済み者」のほうが「未接種者」より新規陽性者が多いという逆転現象が起きています**。

つまり「一部の世代では、むしろ接種したほうが感染しやすい可能性」があり、少なくとも「ワクチン接種によって感染予防効果があるとは言えない」というデータに早変わりしたのです。

大きな問題は、以前の歪められたデータを根拠として「ワクチンは感染そのものを防ぐ。その証拠はこれだ」と、あらゆる場面で各メディアや〝専門家〟によって活用されてきていたことです。

例えば、大阪大学の忽那賢志（くつなさとし）教授は「（武漢型だけでなく）オミクロン株に対してもワクチン接種は感染予防効果があるのか」という点に関して、「効果はある」との主張をヤフーニュースで記事として展開していました。

記事内では、こちらのデータを元に、以下のように「接種したほうが感染しにくいことは間違いない」と断言しています。

(https://news.yahoo.co.jp/expert/articles/e72e0e987f34ae90a2aba5d986fa3f86d82bb373)

他にも首相官邸のツイッター（現：X）では、この間違ったデータがそのまま掲載されていましたし、また、テレビCMでも「接種することで感染そのものを防ぐ効果がある」と断言されていました。

指摘を受けた厚労省が集計をし直すと、「ワクチン接種による感染予防効果」に対して根本的な疑問が生じることとなりましたが、厚労省も首相官邸も、ヤフーニュースを含めた全てのメディア（前掲の2社を除く）は、それまでの広報や報道内容を訂正することも、注意喚起もせず、「しばらく頭を低くして」やり過ごしたというのが現状です。

各報道機関も「報道しない自由」を発揮して、すっかりダンマリを決め込みました。あるいは、政府か厚労省から何らかの指示が出ていたのかもしれません。

しかし、考えてみてください。このようなデータを、もし我々のような製薬企業が自社製品を普及するために改竄（かいざん）していたとしたら、一体どのような行政処分を下されるのでしょうか？　まず、間違いなく長期的な業務停止命令が下されるのではないでしょうか。

ディオバン事件の教訓を、規制官庁自身が意図的に破ったのか？

データの捏造ということで言えば、製薬業界では「ディオバン事件」というのが記憶に新しいところです。

高血圧治療薬のディオバン（一般名はバルサルタン）を売るために、これを発売していたノバルティスファーマ社の社員が、発売後にプロモーション活動を進めるため、データを不正に改竄していたことが問題視された事件です。

どのような内容だったかを簡単にまとめてみましょう。

高血圧治療薬というのは、血圧を下げるのが本来の働きです。ですが、このディオバンは他の系統の高血圧治療薬と比べて、狭心症や心不全などの「心血管イベントを減らせる効果がある」というデータを捏造によって作り上げていたのです。その捏造データを元に講演会などで幅広くプロモーション活動を行い、年間1400億円もの売上を叩き出しました。

規制官庁である厚労省は、統計解析の不正操作を行った元社員とノバルティスファーマ社を「薬機法違反（誇大広告の禁止）」の疑いで東京検察庁に告発しました。

この後の裁判では「一般人の目に触れる広告には該当しない」ということで、誇大広告には当たらないとして無罪になりましたが、論文の不正は認められました。

また、同社から研究者側に多額の寄付金が提供されていた〝利益相反〟についても問題視され、「特定臨床研究」に対して、モニタリングや監査を義務付ける臨床研究法案可決のきっかけにもなったのです。

今回のコロナワクチン接種効果に関する話に戻ると、厚労省のアドバイザリーボードは、ディオバン事件のように特定の利益を求めて意図的にデータを捏造したわけではないかもしれません。しかし、「間違ったデータを元に、広く一般国民に対してワクチンの感染予防効果を『誇大広告』した結果、多くの国民が接種を促されて行動に移した」であろうことは容易に想像できます。あらゆるメディアで継続的に印象操作が行われた結果、その影響も巨大なものでした。

事実に基づかない感染予防効果がメディアを通して強調され、「周囲に伝染させないために」という文言も加わり「思いやりワクチン」などという言葉が生まれたりもしました。

ワクチン接種と心筋炎等の関係や、感染予防効果などのデータを不適切に使い続けた厚労省の悪影響は計り知れません。さらには、これらの不適切データをいつの間にか取り下げたり変更している点も大いに疑問です。

製薬企業で働く人間から見ると「お上だから、何のお咎めも受けなくて済むのか」「削除や訂正をするなら、**【これまでの情報は誤っていました】**と広く国民に周知しないといけないのではないか」「製薬企業がもし同様のことを行ったら、厚労省はどのような措置を取るのだろうか」、と考えざるを得ません。

皆さんはどうお感じになるでしょうか？

これまでの「業界常識」では、2例目の死亡報告が出たら「一旦接種中止」

国家における最優先課題は「国民の生命と財産を守る」ことであり、その中で特に「命・健康を守る」管轄にあたるのが厚生労働省です。ですから、医薬品に何か問題が生じたら、迅速に医療関係者に周知徹底し、国民の命と健康を守るように動きます。

製薬業界の常識としてよく知られるのが、「ブルーレター」や「イエローレター」です。

「イエローレター」とは「緊急安全性情報」のことであり、緊急かつ重要な情報を伝達し、実際背景が黄色い文書で伝えられるものです（写真右）。

一方、「ブルーレター」とはイエローレターに準じて迅速な注意喚起が必要な場合に、背景が青色の文書で伝えられるものです。

ここでは、残念ながら1色の写真でしかお見せできませんが、写真左は最新のブルーレターになります。「ジョイクル関節注30㎎」という医薬品で、重篤なショック、アナフィラキシーの症例が10例報告されたことで、ブルーレターが発出されたのです。

ブルーレターを実際に出しているのは製薬企業自身なのですが、製薬企業にブルーレターを出すように指示を出しているのは厚生労働省ということになります。

ブルーレターを読むと、

このうち1例は、因果関係は不明ですが、死亡に至った症例として報告されています。このため、本剤の「使用上の注意」の「警告」を新設し、「重要な基本的注意」及び「重大な副作用」を改訂することと致しました。

との記載があります。つまり、現時点では因果関係が不明であっても「もし因果関係があったら問題なので、警告などを新設するなど添付文書で使用に関する注意喚起のための改正を行った」という対応をしているのです。

このように、医薬品に予期せぬ有害事象が生じたら、国民の命、健康を守るため、まずは迅速に注意喚起を図る、というのが厚労省にとっても製薬企業にとっても、いわば常識です。

しかし、コロナワクチンでは「全く常識外」の対応が取られました。

２０２１年2月、医療従事者から接種が開始されたコロナワクチンですが、最初に

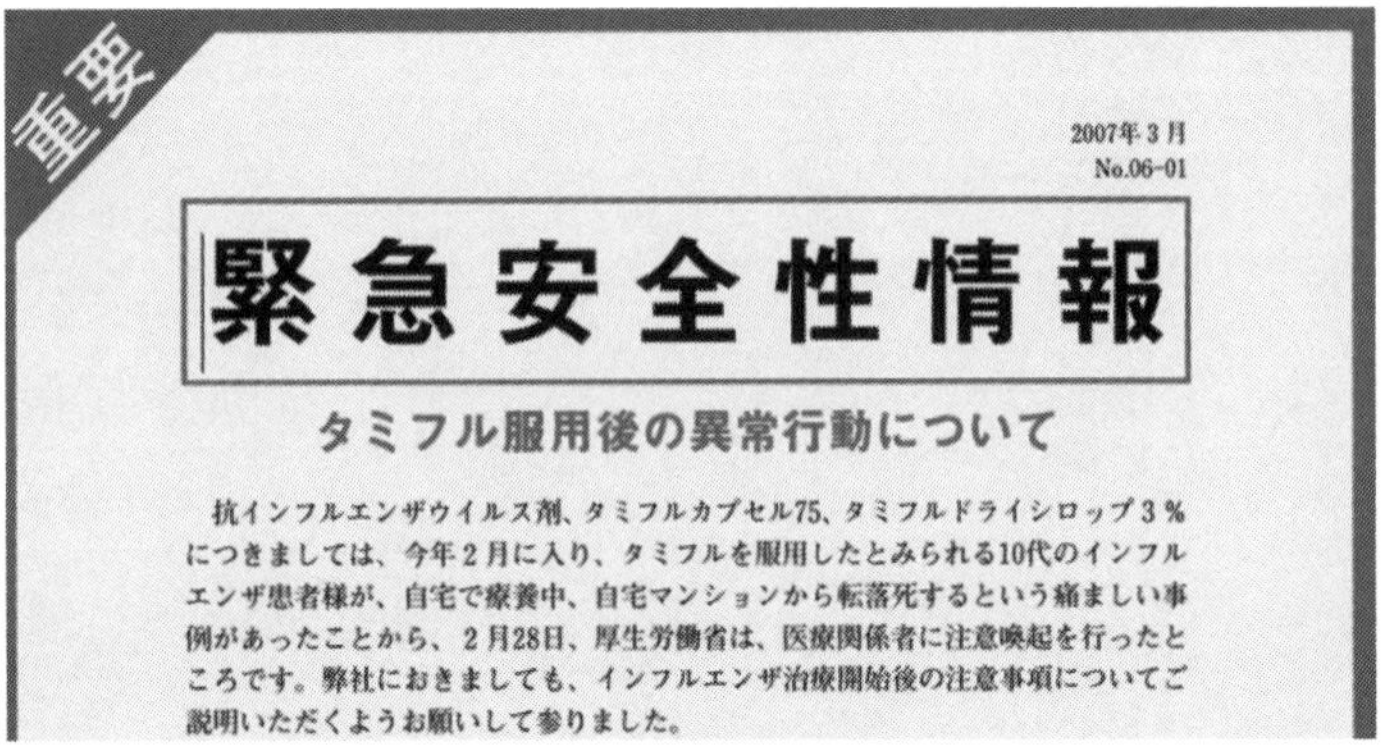

重要

2007年3月
No.06-01

緊急安全性情報

タミフル服用後の異常行動について

抗インフルエンザウイルス剤、タミフルカプセル75、タミフルドライシロップ3％につきましては、今年2月に入り、タミフルを服用したとみられる10代のインフルエンザ患者様が、自宅で療養中、自宅マンションから転落死するという痛ましい事例があったことから、2月28日、厚生労働省は、医療関係者に注意喚起を行ったところです。弊社におきましても、インフルエンザ治療開始後の注意事項についてご説明いただくようお願いして参りました。

イエローレターの例（タミフル異常行動）

https://www.pmda.go.jp/files/000147877.pdf

死亡報告がなされた1例目は、２０２１年2月26日に接種した、60代の女性でした。接種して3日後の２０２１年3月1日に亡くなられました。死因は、クモ膜下出血でした。

一番右には「本剤との因果関係は評価不能」と記載がありますが、厚労省の見解として「体内に異物を投与するため様々な反応が生じます」「ワクチン接種によるものではない偶発的な症状も含めて、広く収集している」という形で、中立とは言いがたい表現で説明しています。また、それとは別に専門家の意見も掲載されました。

どちらも「年代からクモ膜下出血が起こ

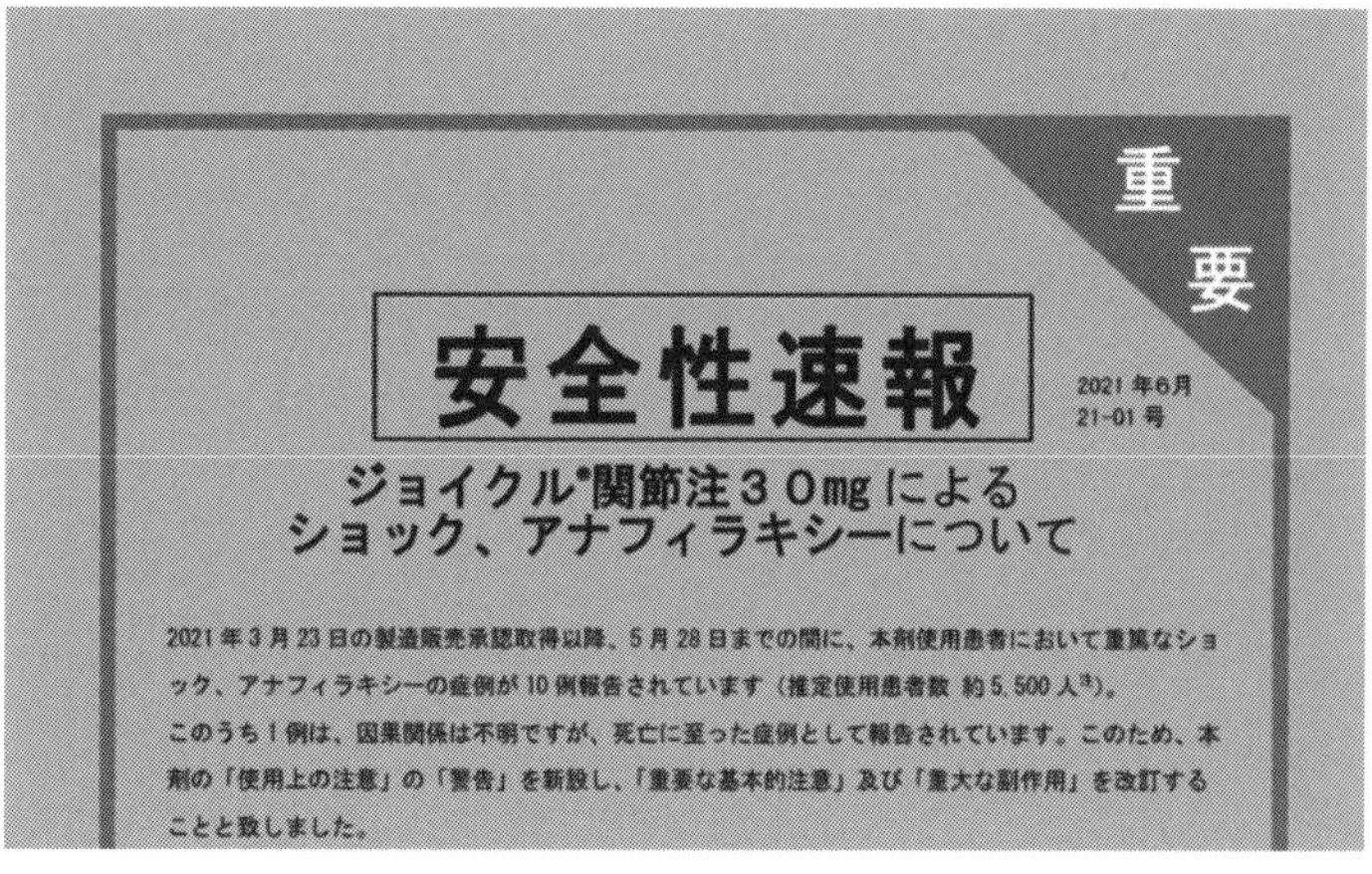

重要

安全性速報

2021年6月
21-01号

ジョイクル®関節注３０mgによる
ショック、アナフィラキシーについて

2021年3月23日の製造販売承認取得以降、5月28日までの間に、本剤使用患者において重篤なショック、アナフィラキシーの症例が10例報告されています（推定使用患者数 約5,500人[注]）。
このうち1例は、因果関係は不明ですが、死亡に至った症例として報告されています。このため、本剤の「使用上の注意」の「警告」を新設し、「重要な基本的注意」及び「重大な副作用」を改訂することと致しました。

ブルーレターの例（ジョイクルのショック）
https://www.mhlw.go.jp/content/000787306.pdf

基礎疾患等	死因	報告医が死因の判断に至った検査	因果関係（報告医評価）	他要因の可能性の有無（報告医評価）
無（〜3/9の情報に基づく） →頭痛、骨粗鬆症、衰弱（〜3/24の情報に基づく）	くも膜下出血	髄液検査	評価不能	有（くも膜下出血）
無	脳出血（小脳）、くも膜下出血	死亡時画像診断（CT）	評価不能	有（脳出血（小脳）、くも膜下出血）

https://www.mhlw.go.jp/content/10601000/000775315.pdf

りやすい」「海外では知見がないようである」という意見であり、「どちらかというと関係ない」という見方に寄った解釈をしています。

ところが、2例目の死亡例報告は、実に驚くべきものでした。

下段がその2例目を示したものですが、なんと26歳の女性でした。

こちらは、ファイザー社のコミナティ接種4日後に亡くなっています。

死因は脳出血、くも膜下出血でした。**通常はこの段階で、絶対に一旦中止**、少なくとも先に紹介した「イエローレター」「ブルーレター」のように「広く医療従事者に注意喚起すべき」案件と判断されます。なぜなら、

No	年齢（接種時）	性別	接種日	発生日	ロット番号	接種回数
1	61歳	女	2021年2月26日	2021年3月1日	EP2163	1回目
2	26歳	女	2021年3月19日	2021年3月23日	EP9605	1回目

・1回目接種後、3〜4日後に死亡
・どちらも女性
・死因が「くも膜下出血」で共通

という明確な共通項があり、**確率的には、ほぼあり得ない**からです。

どちらも因果関係は「評価不能」となっていますが、今までの常識を考えてみてください。

先ほどの「ジョイクル」という医薬品では**「因果関係不明」であっても「警告」を新設してブルーレターを発出していました。**迅速に医療従事者に注意喚起するためです。

繰り返しになりますが、ワクチンは健康人に打つものなので、医薬品よりずっと安全性の基準が高くなくてはなりません。それが、「業界の絶対的常識」です。

しかし、この死亡事例を広く周知させることなく、接種事業は強力に継続されました。

我々はこの対応は全く「常識外」だったと思っています。

なお、この26歳女性の事例は、死亡後1年9カ月後に、「予防接種健康被害救済制度」によって死亡認定されました。

(https://www.mhlw.go.jp/content/10900000/001038829.pdf)

死亡事例の「因果関係不明」に関する「常識的捉え方」

ｍＲＮＡ型コロナワクチン接種後、最初期の２つの死亡事例が、いずれも接種後3～4日以内で死因がくも膜下出血ということで、１例目と2例目に明白な共通事項があったにも関わらず、業界としてはあり得ない常識外の対応がなされたまま、現在に至るまでコロナワクチンの接種事業は継続されてきました。

その結果、接種後の死亡事例報告はなんと２２０４例に上っています（２０２４年7月29日公表分まで）。

このうち、実に全体の99・4％に当たる2192例が「評価不能」とされています。因果関係不明ではあるけれど、1例でも報告が上がったことで、添付文書の改訂とともにブルーレターでしっかり医療従事者に注意喚起していた「ジョイクル」のケースと今回のコロナワクチンでのこの差は、いったい何なのでしょうか？

繰り返しますが、ワクチンのほうが安全性を厳しくすべきにも関わらず、常識からは全くかけ離れていると言わざるを得ません。

最近ですと、小林製薬の「紅麹案件」を例に取るとわかりやすいでしょう。

2024年3月、「紅麹コレステヘルプ」を接種していた方が5人亡くなったと報道され、その後、厚労省は「徹底的に調査する」とし、専門家も交えて調査に乗り出しました。大手メディアが一斉に報じたことで、小林製薬には7月3日時点で死者198名の遺族らから相談が寄せられました。しかし、このうちなんと114名がそもそも当該サプリを摂取していなかったことが確認されました。

8月15日の記者会見において、武見敬三厚労大臣は、遺族から相談を受けた97人のうち、7月21日の時点で約8割に当たる79人の調査が終了したことを明らかにしました。そして、この時点における結論としては、「死亡と紅麹コレステヘルプの摂取との明確な因果関係は確認されていない。残りの18人についても調査を急がせたい」とコメントしています。

このような迅速な対応が、食品業界や医療業界においては「常識」なのです。それは「国民の命と健康を守る」ことこそが厚労省の役割だからです。

ジョイクルで死亡1例、紅麹コレステヘルプで死亡5例からのスピード感を持った注意喚起、徹底調査は、ともに因果関係不明でありながら、「もし何かしらの因果関係があったら大変なことになる」という前提の上に立っています。

すでに2024年7月29日公表分までで「2192件」が「因果関係不明・評価不能」と評価されています。これは、「因果関係がない」と断定しているわけではありません。「因果関係がないかもしれないし、あるかもしれない」と言っているのです。

このような場合は、「因果関係がもしあったとしたら被害が拡大するので、迅速に広く強く注意喚起を促し、徹底的に調査に乗り出す」というのが、これまでの業界の常識でした。

コロナワクチン接種においても、**本来であれば、2件目の死亡事例が発生した時点で、コロナワクチン接種は一旦中止。そして広く注意喚起をして徹底調査すべきなのです。**

仮に、コロナワクチン接種事業を継続するにしても、全国の医療機関には一斉に厳密な注意喚起を促すのが当然の対応と思われますが、なぜ、今もなお接種事業が継続されているのか？　この国策において、いったい誰が、どのような権限でその判断を下しているのか？

疑問は増すばかりです。

コロナワクチンだけは、有効期限を延ばしてもOKなのはなぜ？

コロナワクチンの扱いに関する「常識外」は、他にもたくさんあります。

保管方法や有効期限についても異常な特例が適用されているのです。

そもそも通常のワクチンは、摂氏10度以下で、凍結を避ける形で冷蔵庫で保管します。

ところが、ファイザー社のワクチンは、なんと「摂氏マイナス90度～マイナス60度の範囲で保管する」ことが指定されるという、**前代未聞の超低温保存**でした。

通常の冷蔵庫や冷凍庫では対応できないため、専用の保管用フリーザーが必要となったほどです。このフリーザーは、約1万台を国が一括購入し、各自治体に譲渡したとされています。

なぜ、このような超冷却状態が必要なのでしょうか？

これは、「RNAが不安定だから」というのが理由です。このワクチンの仕組の詳細については改めて後述しますが、mRNAワクチンの設計意図としては、人間の細胞内にRNAの情報を入れ、そこで抗体を作らせるという発想ですが、このRNAが壊れやすく不安定なため、「超低温」で保管し、安定化を図っているのです。

これだけでも従来のワクチンと比較して常識外であることはご理解いただけると思いますが、我々が驚いたのは、有効期限についての指示です。

通常、医薬品やワクチンは、よほどのことがない限り「有効期限」は延ばせません。どのメーカーのどの医薬品であっても、有効期限内に使うのが常識ですし、**有効期限内に使わなかった場合は「返品」か「廃棄」が絶対条件です。**

我々メーカーの立場から言えば、返品されれば売上が減ってしまうので、有効期限を延ばして使ってほしいわけですが、もちろん、そんなことは絶対にできません。

食品の賞味期限や消費期限どころの話ではなく、**医薬品やワクチンの使用期限に関しては、極めて厳格にそれは適用されてきました。**

しかし、今回のコロナワクチンは、不思議なことに有効期間の延長が何度もされました。

2021年9月10日　6カ月➡9カ月
2022年4月22日　9カ月➡12カ月
2022年8月19日　12カ月➡15カ月

我々の常識からすると、あり得ないほど容易に変更されて、皆、本当に驚いたものです。

そもそも最初の「6カ月」はなぜ「6カ月」と設定されていたのでしょうか？

各製薬企業は、医薬品やワクチンの「安定化試験」を実施しています。

たとえば「常温の場合」、「低温の場合」、「光に当てられている場合」、「圧力をかけている場合」など、様々な状況を想定して「医薬品の成分はしっかり保存されているか」「ワクチンの力価（抗原となる弱毒化された菌やウィルスの量）は低下していないか」といった試験を実施したうえで、厳密に有効期限を定めているのです。

このコロナワクチンは、先ほど説明したように超低温で保管しなければならないほど、「不安定」で壊れやすい製品です。ある意味、「不安定さが特徴」とも言えるほどです。

であれば、通常の医薬品やワクチン以上に有効期限は厳格に管理されなければならないはずだと思っていました。にも関わらず、一度のみならず二度も三度も有効期限が延長されていくなどとは、従来の常識を大きく覆した異常事態です。

このように、

- ・ワクチンが社会に登場するまでの異常に速いスピード
- ・有効性の検証が不十分
- ・過去に例がないほどの副反応のきつさ
- ・厚労省自身による、業務停止レベルの誤情報の意図的拡散
- ・死亡事例が出ても接種中止とならず、事業継続の判断
- ・有効期限の度重なる異例なる延長

など、どの点を取っても、従来のワクチン行政から考えると「常識外」の連発だったと言えるものでした。

COLUMN

日本の現実から検証する「ワクチンの効果」

私たちは、さまざまな種類のワクチンを販売しています。

MRたちは、基本的に信頼できるデータによって裏付けられた〝ワクチン接種によるメリット〟を信じて、日々営業活動をしています。

例えば、厚労省が公表している「ポリオの流行状況とポリオワクチン導入後の流行状況の変遷」を見てみましょう。

★（参照：https://www.eiken.co.jp/uploads/modern_media/literature/2019_05/001.pdf）

ポリオはワクチンでほぼ根絶できた――圧倒的な効果の例

ポリオ（急性灰白髄炎（かいはく））は、いわゆる小児まひと呼ばれてきた、非常に感染力が強く、命に関わる病気で、ポリオウィルスによって発生します。

日本国内では1960年にこのポリオが大流行し、1961年には経口生ポリオワクチンを緊急輸入しました。1964年に国産ワクチンによる定期接種が開始されて以降、現在にいたるまで、ポリオは「根絶状態」と呼べるほど報告されない状況になっています。

2012年からは、経口の生ワクチン（OPV）から注射の不活化ワクチン（IPV）に変わって四種混合ワクチンに、そして2024年4月からはヒブワクチンを加えた五種混合ワクチンとして接種されています。


全てのワクチンに反対する方は、「ワクチンなんて関係ない！」「衛生環境が劇的に改善したからだ！」とおっしゃるかもしれません。もちろん、その可能性を全て否定はできませんが、ここで最も重要なことは「現実の状況としてポリオはほぼ根絶状態になっている」という事実です。

ポリオは、5歳くらいまでの子どもがかかる病気で、有効な治療法はありませんから、感染予防が何より大切です。

今、子育てしている親にとって、日常生活の中で、ポリオの脅威を全く感じずにいられる社会が実現できていること。これは素晴らしい価値とは言えないでしょうか。

ポリオだけでなく、日本は、日本脳炎やジフテリアなど、深刻な感染症への不安を全く

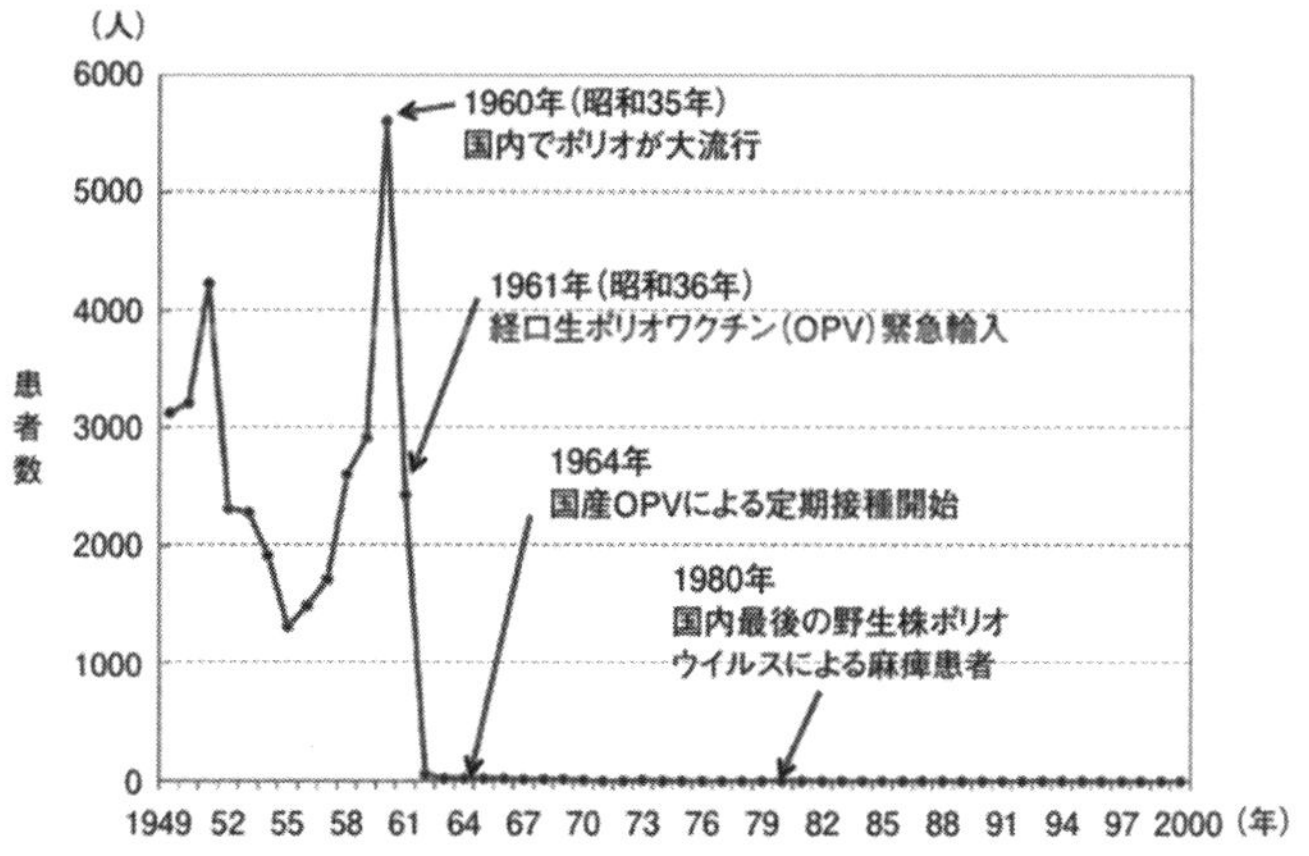

図2　わが国におけるポリオ届出患者数の推移

(患者数は厚生省伝染病統計調査と厚生労働省感染症発生動向調査より作成)

感じずに生活していける社会になっています。これこそ、「ワクチンの効果」を示す何よりの証拠と言えると思うのです。

「ワクチンを接種しなければ36万人死んでいた」は本当だったのか?

同じ視点から、2021年に登場したmRNAコロナワクチンについても検証してみましょう。

コロナワクチン接種によって得られる効果として語られてきたのは、「感染予防効果」「発症予防効果」「重症化予防効果」「死亡者数抑制効果」などです。なかでも最もインパクトが強く、未だに言われ続けているのが、「ワクチン接種をしなければ、死者数は36万人にのぼっていたはずだったが、コロナワクチンの接種によって1万人に抑えられた」と分析した論文だったのではないでしょうか？　これは、数理モデルのスペシャリストである京都大学の西浦博（にしうらひろし）教授が複雑な計算によって導き出した結果であり、厚労省のHPや新聞記事にも大きく取り上げられました。

西浦教授によると、ワクチン接種による死者数の抑制率はなんと97・2％にも上るとされます。もしこの効果が真実なら、それは素晴らしいメリットであり、ワクチンによって多くの命が救われたことになります。

この論文だけでなく、GO TOトラベルに関する分析など、西浦教授の（共著を含む）いくつかの論文は、情報工学者で筑波大学の掛谷英紀（かけやひでき）准教授や、中田大悟（なかただいご）氏（独立行政法人・経済産業研究所上席研究員）、経済学者である明治大学の飯田康之（いいだやすゆき）教授などから異論が出され、批判も受けていました。

ただ、私たちがここで最も重視すべきだと思うのは、理論的にどちらが正しいかではなく、「現実の社会のなかで、何が起きたのか」ということです。

日本人は、2021年に国民の8割がコロナワクチンを2回接種し、2022年には約

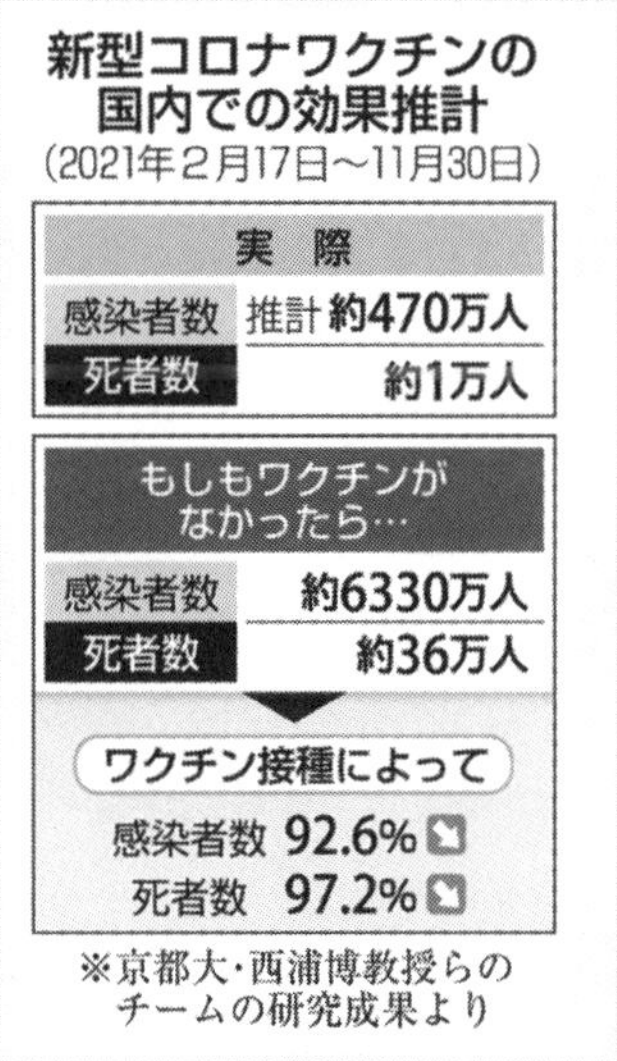
新型コロナワクチンの
国内での効果推計
（2021年2月17日〜11月30日）
実　際
感染者数　推計 約470万人
死者数　約1万人
もしもワクチンが
なかったら…
感染者数　約6330万人
死者数　約36万人
ワクチン接種によって
感染者数 92.6%
死者数 97.2%
※京都大・西浦博教授らの
チームの研究成果より

８６７０万人が３回目を接種、その後も世界で最も多く短期間にワクチンの追加接種をし続けてきました。その結果、コロナによる死者数の推移はどう変わったのでしょうか。

どうでしょうか。このコロナ死者数の推移を見て、皆さんはワクチンによる「死者抑制率97・２％」を感じ取れるでしょうか。もし、西浦教授が言うほど抑制率が高いのなら、１９６３年以降のポリオワクチン接種効果と同様に、「波の形成」がほとんどゼロになっていなければならないように思います。しかし、死者は現実に間違いなく増えたのです。

新型コロナが２０２０年に日本に入って

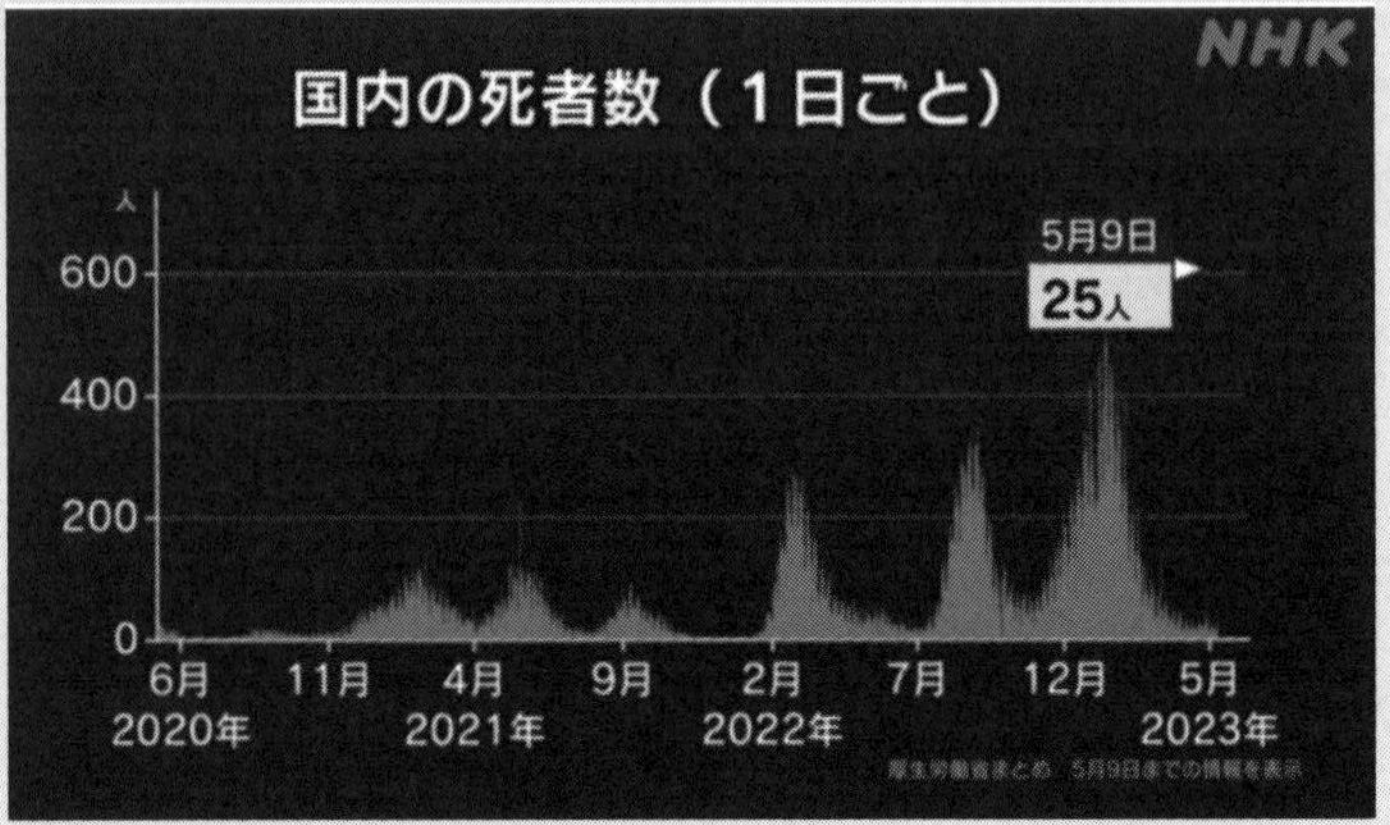

（https://www3.nhk.or.jp/news/special/coronavirus/data-all/#graph--mhlw__severe）

きて以降、国民が一致団結してワクチンを含めたコロナ対策をしてきたのは、国民全体が「命の危機だと真剣に捉えた」からであり、「日本全体の死者激増を抑えるため、自分ができるかぎりのことをしよう」との決意からだったはずです。

日本全体の死者数はどのように予想され、どのような現実が表れたのでしょうか。

データが示す死者の激増は何を意味するのか？

次のグラフは、厚労省が発表している人口動態統計による年間死亡数をタテの棒グラフで示し、国立社会保障・人口問題研究所が２０１７年に中位推計として出した死者数の予測数を２０１６年以降、補助線として引いたものです（藤江成光（ふじえまさみつ）氏作成）。当初予測されていた補助線に対して、２０２２年と２０２３年の実際の死者数は大きく突出しています。つまり、予想をはるかに超えて死者が激増したのです。

不思議なことに、コロナパンデミックが始まった２０２０年には、死者数はコロナ発生以前に予測されていた数値より大きく減っています。日本の年齢構成上、２０３５年くらいまでの期間は、毎年およそ2万人程度は死者数が増え続けるものと想定されていたのですが、２０２０年には、２０１９年より約８０００人も死者数が減少しました。ですから、当初の予測との差は約2万８０００人ということです。

その原因は、国民が外出を自粛し、コロナ以外の感染症も減り、肺炎による死者が減ったからだろうと報じられてきましたが、例年約1万人にのぼるインフルエンザによる死者が、この年は６００分の1ほどに激減していました。「新型コロナウィルスの流行によってウィルス干渉（1個の細胞がウィルス感染すると、それ以外の種類のウィルスの感染が阻害されること）が起き、インフルエンザがほとんど流行しなかった」と説明する専門家もいます。

２０２０年は、小・中・高等学校が一斉休校となったり、緊急事態宣言が発令されて各県

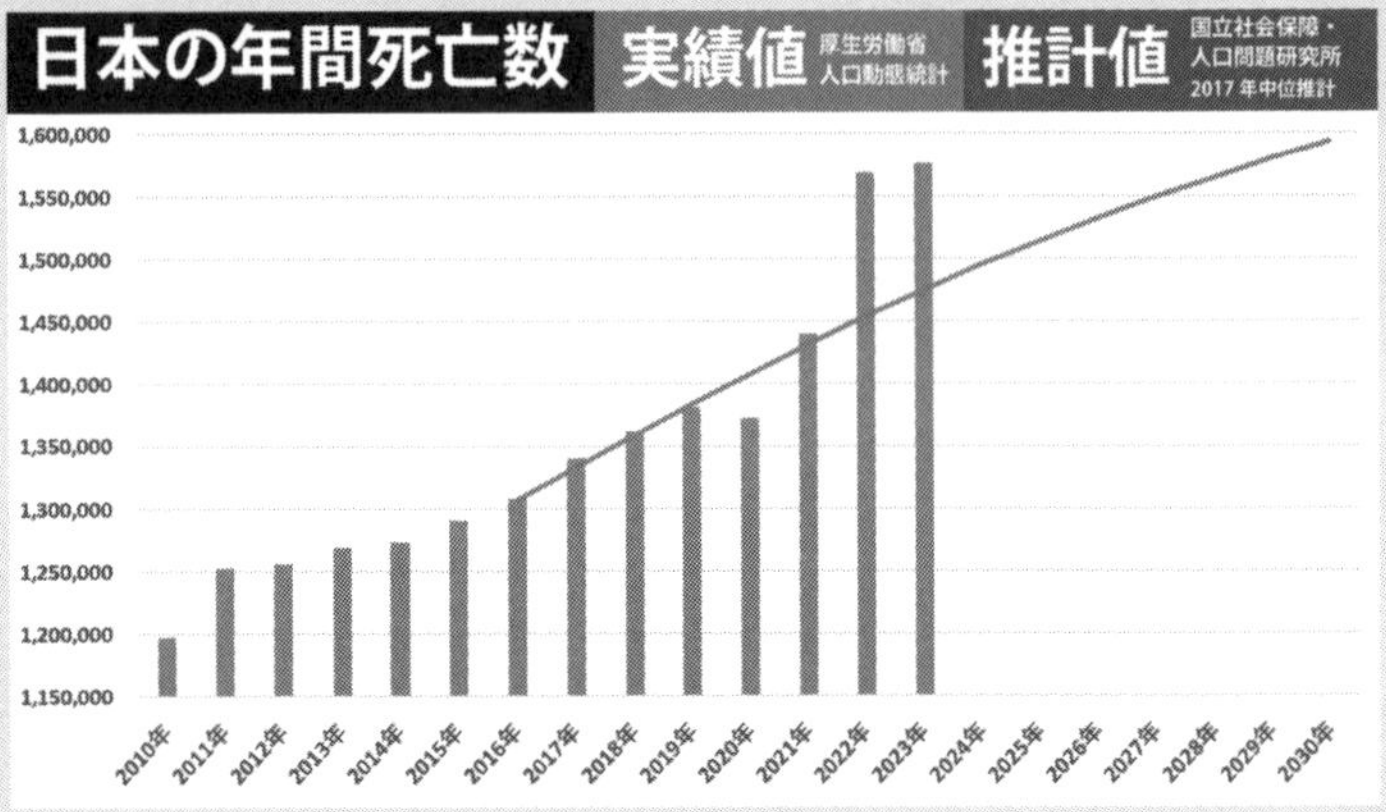

間の移動も制限され、企業でも連日の出勤をやめてリモートワークが推奨されるなど、コロナの流行で社会が激変した年でしたが、日本の死者数が戦後ほぼ初めて減少したことを覚えておいてください。死者数は、１３７万２７５５人でした。

そして、国民の８割がコロナワクチンを接種した２０２１年、日本全体の死者数は旧来の予測値を少し上回り、１４３万９８０９人になりました。２０２０年より６万７０５４人増加したわけです。

西浦教授は、２０２１年２月17日～11月30日までの計算では「本来コロナで36万人死亡しているはずが、ワクチン接種によって1万人に抑えられた」と言っています。本当でしょうか？ 日本人がワクチンを全く接種していなかったら、日本全体の死者数はおよそ１７７万人程度まで激増していたはずだというのです。

「ワクチン接種をしなければ、本当はこうなっていたはずだった」と言われても、**「ではそれほど死者抑制率が高いワクチンを、世界のどの国よりも頻回にわたって接種してきたこの日本で起きている２０２２年、２０２３年の爆発的な死者激増は、一体どんな理由によるものなのですか？」と聞きたくなりませんか？**

現実はこうです。２０２２年の日本の死亡数は１５６万８９６１人。２０２１年と比較して12万９１０５人増加です。２０２３年の死亡数は１５７万５９３６人。前年からの増加は６８８６人ですが、爆増した前年と同等の非常に大きな死亡数と見るべきです。２０１７年に出されていた、国立社会保障・人口問題研究所による推計値を10万人以上上回っています。これが事実なのです。

「計算式からはこうなるはずだ」とか「メカニズムとして安全なはずだ」と説明されても、我々は理屈ではなく、こうして毎日生活しているのです。

医薬品にしてもワクチンにしても、理論だけではわからない現実があるから、10年にもわたって慎重にさまざまな実験や治験を繰り返してきたはずです。

今、日本社会に表れている現実を直視するなら、「ワクチンによる健康被害の訴えや死亡報告がこれまでとは比較にならない数、そして割合になっている。申請されている数は、なお氷山の一角である可能性もあり、死者の激増はむしろ国民全体でワクチンを接種してしまったことが原因なのではないだろうか。現実の日本社会に起きている現象は、専門家会議のメンバーたちの言い分や報道とは全く逆ではないか?」と考えることもできます。

我々の身近な観点でみても、「Meiji Seika ファルマ社内で、コロナ感染によって亡くなった人間はいない」のに、「ワクチン接種で亡くなった若者がいる」ことからも、むしろその可能性のほうが大きいのではないかと思えてしまうのです。

日本人の死者激増は、2022年、2023年で終止符を打ったわけでなく、2024年の今もなお（途中経過ですが）極めて深刻です。危機は進行中なのです。

この現実が示すことは、「ワクチンに死者抑制効果はほとんどなかった」「むしろ国民全体がmRNAワクチンを接種したことで死者激増が起きている可能性がある」と考えたほうが自然なのではないでしょうか。

ポリオワクチンの目覚ましい効果と同様に、「コロナワクチンのおかげで、接種開始以降、コロナがほとんど流行せず、コロナによる死者も増えず、日本全体の死者もこれまでの傾向どおり（少子高齢化による緩やかな増加）に戻った」、と言えるようであれば良かったのですが、我々が直面している現実は、残念ながらそうではありません。

mRNAワクチンのメリットを過大に評価することは正しいと思えないのです。

4章

安全なワクチン、危険なワクチン

実は、たいていの医師たちは、ワクチンについて詳しくない

最初から悲観的すぎる言い方のように思われるかもしれませんが、ワクチンの安全性を判断する場合、医師に頼っていればいいという時代は終わりました。

一般の方々が、自分やご家族の安全を守るには、自分でしっかりワクチンについて学んでおく必要があります。なぜか？

私たちは、毎日、病院やクリニックを訪問し、医師である先生方と話をさせてもらっています。そこではっきり言えるのは**「大半の医師はワクチンの専門家ではないし、ワクチンについて詳しくない」**という事実です。

確かに耳鼻科の先生は、耳や鼻やその部位の疾患に詳しいです。同様に消化器の先生は胃や腸やその部位の疾患に詳しいです。

でも、残念ながらワクチンについては詳しくありません。

コロナワクチンの仕組み――設計思想や構造、作用機序――を知らないだけでなく、コロナワクチン接種後の被害実態についても、実はほとんどご存じないのです。

「国が承認しているのだから、安全性もきちんと担保されているはずだ」「そもそも、厚

労省が危険なものに承認を出すはずがない」という程度の認識でコロナワクチン接種事業に名乗りを上げている状況なのです。

もし、あなたが医師の薦めるままにワクチンを接種して何か健康被害が生じた場合でも、残念ながら接種を薦めた医師は責任を取ってくれません。

ですから、ｍＲＮＡタイプのワクチンが登場してからは、誰にも頼らず、自分自身でワクチンについて学ぶ必要性が高まったと言えます。

本章では、改めて「そもそもワクチンとは何か」という基本から学び直し、ｍＲＮＡワクチンとはどういうものかについての理解を深めていきましょう。

さらには「レプリコンワクチン」と呼ばれる自己増幅型の「次世代型ｍＲＮＡワクチン」も、２０２４年秋から世界に先駆けて日本で登場します。ここにもしっかり踏み込んで解説していきます。

そもそも「ワクチン」とは何か？

人間が、疫病と免疫の関係に気づいたのは、今から２５００年も前だということがわかっています。古代ギリシャのペロポネソス戦争について記した『歴史』という著作を残したトゥキディデスが、「疫病に一度かかると、二度は同じ病気にかからない。かかったとしても、死ぬほど酷くなることはない」と書き残しているのです。

私たちも、一度おたふくかぜや水ぼうそうにかかれば、二度と同じ病気にかかることはないと知っています。そして、このことにヒントを得て、「ワクチン」という発想が生まれたわけです。

人類最初のワクチンは、ご承知のとおり、イギリスのジェンナーが開発した天然痘対策のワクチンでした。そうした先駆者たちの研究とその過程における多くの失敗や犠牲に支えられて、人類は今のような感染症対策を進歩させてきたわけです。

我が社では、様々なワクチンを発売しています。日本国内の市場に最も流通させているメーカーと言っていいでしょう。

インフルエンザワクチンをはじめ、B型肝炎ワクチン、A型肝炎ワクチン、日本脳炎ワクチン、四種混合ワクチン、最近ではこれにＨｉｂワクチンを加えた5種混合ワクチンも発売しました。

これらのワクチンには、「ウィルス」や「菌」といった病原体が入っています。ただし、そのままだと「感染症」という病気を引き起こしてしまうので、あらかじめ「ウィルス」や「菌」を無毒化したり、弱毒化したりという処理をします。

無毒化されたウィルスや菌を「抗原」と言います。

つまり「ワクチン」とは「抗原」のことであり、「無毒化（弱毒化）されたウィルスや菌」のことなのです。

この「抗原」をあらかじめ身体の中に打ち込むと、抗原を認識したあなたの免疫系は、それを「外敵」とみなし、どのような手順でさまざまな武器を使ってこの「外敵」を排除するかという判断をし、たいへん複雑な反応を始めます。

免疫というのは、極めて高度かつ複雑なシステムで、しかも固定的ではなく、体内に侵入してきた「外敵」に対して「臨機応変に」「動的に」対応します。

自然免疫から始まり、獲得免疫、B細胞やT細胞といった細胞性免疫など、何段階も厳しい砦を築き、最も有効に自分の身体を守ろうとするのです。そして、二度目に同じ「外敵」が体内に侵入した時には、以前に学習した反応が「抗体」という形ですべて整理された形で記憶されていて、たちどころに「外敵」を排除します。

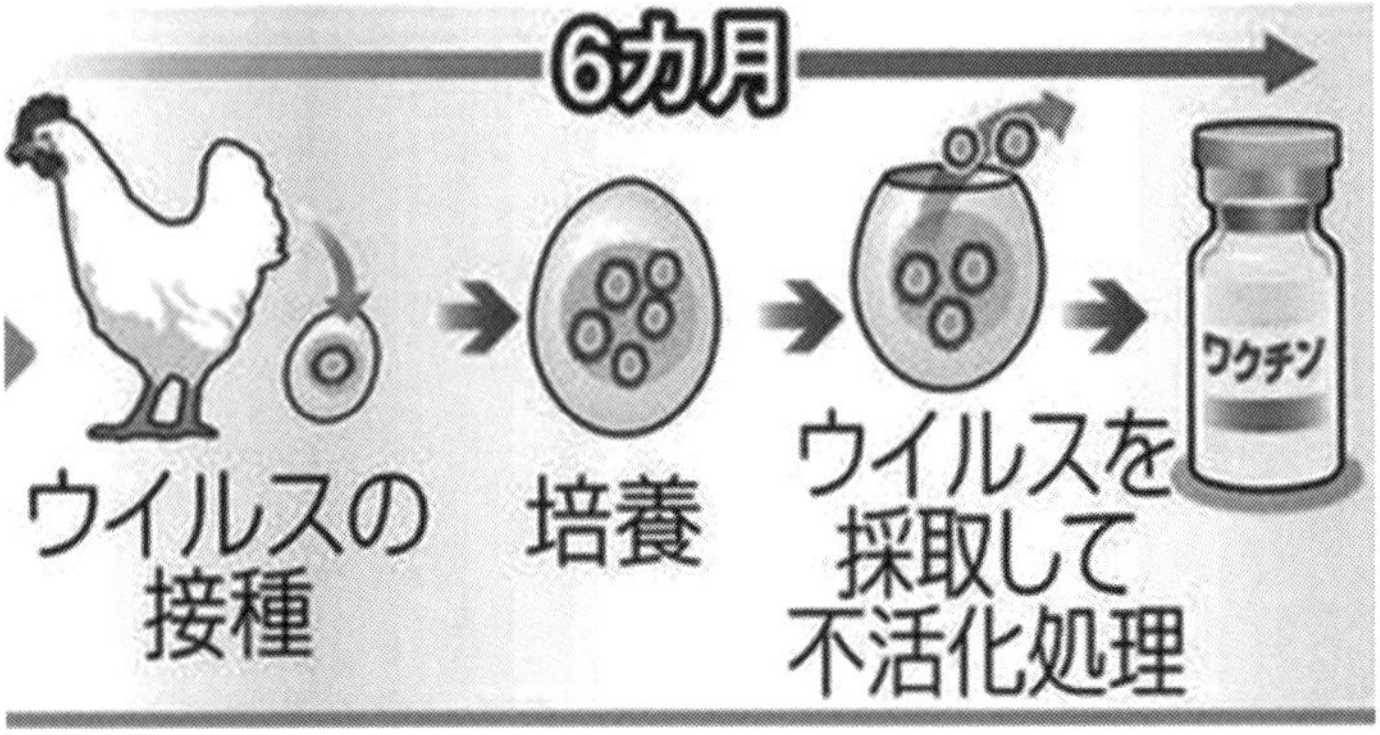

ワクチンというのは、体内にあらかじめ「抗原」を入れて免疫系に学習しておいてもらうことで、いざ「本物」、つまり「自然界に存在している、人間に深刻なダメージを与える強力なウィルスや菌」に対抗するための〝準備〟をしておこうというアイデアなのです。

ここで重要なのは、「抗原」の製造過程です。

例えば、インフルエンザワクチンはどのように作るのでしょうか？

極端に図式的に言えば、以下の3段階の過程で作られます。

①鶏の卵を使ってインフルエンザウィルスを大量に増やす

②大量に増えたインフルエンザウィルスを無毒化する

③不純物を取り除き、製品化する

このように、従来型のどの種類のワクチンも、ワクチン製造工場において「抗原」が製造され、それが人間の身体の中に打ち込まれる、という過程を取るものでした。

なぜ「ｍＲＮＡワクチン」は「別次元の代物」と呼ばれるのか？

ところが、ファイザー社のコロナワクチン「コミナティ」や、モデルナ社の「スパイクバックス」といったｍＲＮＡタイプのコロナワクチンは、従来型とは全く別次元のワクチンと言えます。

今までのワクチンは、「ワクチン製造工場」において「抗原」を生産してきました。

ところが、ｍＲＮＡタイプのワクチンは「人間の身体（細胞）に抗原を作らせる」という仕組みなのです。あなた自身の細胞が「抗原」を作ることになります。

（参照：https://sp-jp.fujifilm.com/future-clip/reading_keywords/vol54.html）

ここは非常に重要な点なのでもう一度強調しておきます。

「抗原」をどこで製造するのか？

・これまでのあらゆるワクチンは「企業のワクチン製造工場」で「抗原」を製造

・2021年に登場したmRNAワクチンは、「人間の細胞の中」で「抗原」を製造

ここが、従来のワクチンとは決定的に違う点であり、明確に理解しておくべき最重要ポイントとなります。

そもそも人間の細胞は、たった一つの受精卵から始まって分化し、最初から与えられた特定の機能を果たす働きをしています。

シンプルに言えば、目の細胞には目としての役割、心臓の細胞には心臓としての役割、脳の細胞には脳としての役割が与えられており、それぞれが必要な機能をこなしているわけです。

そのような本来の働きとは別の作用として、自分の細胞に「抗原を作り出す」という働きをさせるために「メッセンジャーRNA」という「遺伝子情報」を細胞に送り込むことでそれが可能になるはずだというのがｍＲＮＡワクチンの設計思想なのです。

この発想は数十年前から存在していたのですが、人間用のｍＲＮＡワクチンが作られ、実用化されることはありませんでした。

なぜかというと、動物実験の段階で失敗し、頻回接種すると全て動物が死んでしまうため、人間による治験まで進めず、開発が足踏みしていたからです。

しかし、それがコロナパンデミックの発生に伴って、治験が完全に完了しない段階で、２０２０年12月に緊急承認されました。

従来のコロナワクチンとレプリコンワクチンの違いは何か？

本書を手に取られた読者の中には、とりわけ「レプリコンワクチン」に関する情報に高い関心を持っておいでの方もいるかと思います。

その「レプリコンワクチン」は、従来のコロナワクチンと何が違うのでしょうか？

カテゴリーとしては、どちらのワクチンも「ｍＲＮＡタイプ」のワクチンなのですが、レプリコンワクチンは「次世代型」と呼ばれ、言うなれば「従来のｍＲＮＡワクチンの発展形」のワクチンとも称されています。

このレプリコンという呼び方は、**海外ではほとんど通じない**ようで、「自己増幅型（セルフ・アンプリファイング＝self-amplifying）ワクチン」という名称が一般的なようです。しかし、本書ではレプリコンワクチンとしてご説明していくことにします。

自己増幅というのは「抗原自体を増幅させる」という意味ではなく、「レプリカーゼ」という酵素によって、「抗原を作れと命じる設計図の入った遺伝子情報そのものを複製する」という意味なのです。

（参照：https://passmed.co.jp/di/archives/15100#i）

mRNAワクチンは、人間の体内で「抗原（ウィルスの一部）」を製造させるために、細胞内に「RNAの遺伝子情報」を入れる、というやり方でした。コロナワクチンの場合、抗原となるはずのスパイクタンパクを作り出す遺伝子情報を組み込んでいました。

レプリコンワクチンも基本的には同じ仕組みですが、体内に入った遺伝子情報そのものを複製させるという点が全く異なるわけです。従来のmRNAワクチンでは、遺伝子情報そのものは複製されません。

しかし、レプリコンは複製され、細胞内に取り込まれた遺伝子情報自体が増え、その結果、より大量の「抗原」を体内で製造させることになるという原理です。これが、「従来型コロナワクチン」と「レプリコンワクチン」の違いです。

レプリコンワクチンを使用するメリットの一つとして謳われているのは、遺伝子情報が複製されて増えることに伴って抗原の数が増えるため、従来型コロナワクチンと比較して、有効成分量が少なくて済む点です。

そのため、従来のｍＲＮＡワクチンでは、通常1バイアル当たりで、接種のために注射器に充填できる回数は1回から2回だったところ、このレプリコンワクチンは使用量が少量で済むため、なんと16回分も取れるという仕様になります。このような点も、従来型のワクチンにはない特殊性を示しています。

大まかにワクチンの仕組みについて説明しましたが、整理すると、

・抗原を外から人間の体内に入れるのが従来型ワクチン

・人間の体内に抗原の遺伝子情報を入れ、自分自身の細胞内で抗原を作らせるのがｍＲ

NAワクチン

・mRNA自体を体内で増殖させ、より多く抗原を作らせるのがレプリコンワクチン

ということになります。

私たち「チームK」は、ワクチンを売る立場でありながら、このmRNAワクチンとレプリコンワクチンには警鐘を鳴らしています。

それは、現実に会社の仲間であった影山晃大の死を目の当たりにしたからであり、それをきっかけに、多数の死亡事例や苛烈な有害事象がmRNAワクチンの接種に伴って発生している紛れもない事実を知り、そこから目を背けまいと決意しているからです。

mRNAワクチンは、従来型のワクチンと比べて、なぜ健康被害を引き起こすのか。有害事象を引き起こす原因と考えられる大きなポイントを3つ挙げておきます。

▼厳しい有害事象を引き起こす3大要素①「LNP(脂質ナノ粒子)」

なぜ、mRNAワクチンが厳しい有害事象を引き起こすのか、その機序に注目していきます。その理由は大きく3つ考えられています。

まず注目すべきは「LNP」です。LNP(Lipid NanoParticle)は、脂質ナノ粒子と言われるもので、脂質を主な成分とするナノ粒子です。サイズは10～1000nm(ナノメートル)(1ナノメートルは10億分の1メートル)と、超微細です。

前述したように、mRNAは非常に不安定である(壊れやすい)ため、ワクチン開発のためには、「いかにmRNAを安定させて人間の細胞まで届けるか」が大きな課題とされていました。

そこで、mRNAをLNPと呼ばれる脂質でくるむことによって安定性の向上を図ったのです。またこの脂質は、細胞内に届けやすくする性質も持ち合わせています。非常に不安定であるmRNAは、LNPに囲われているからこそ、安定して細胞内に入り込むことができるわけですが、このLNPの脂質自体が全身の器官で炎症を引き起こすことも懸念

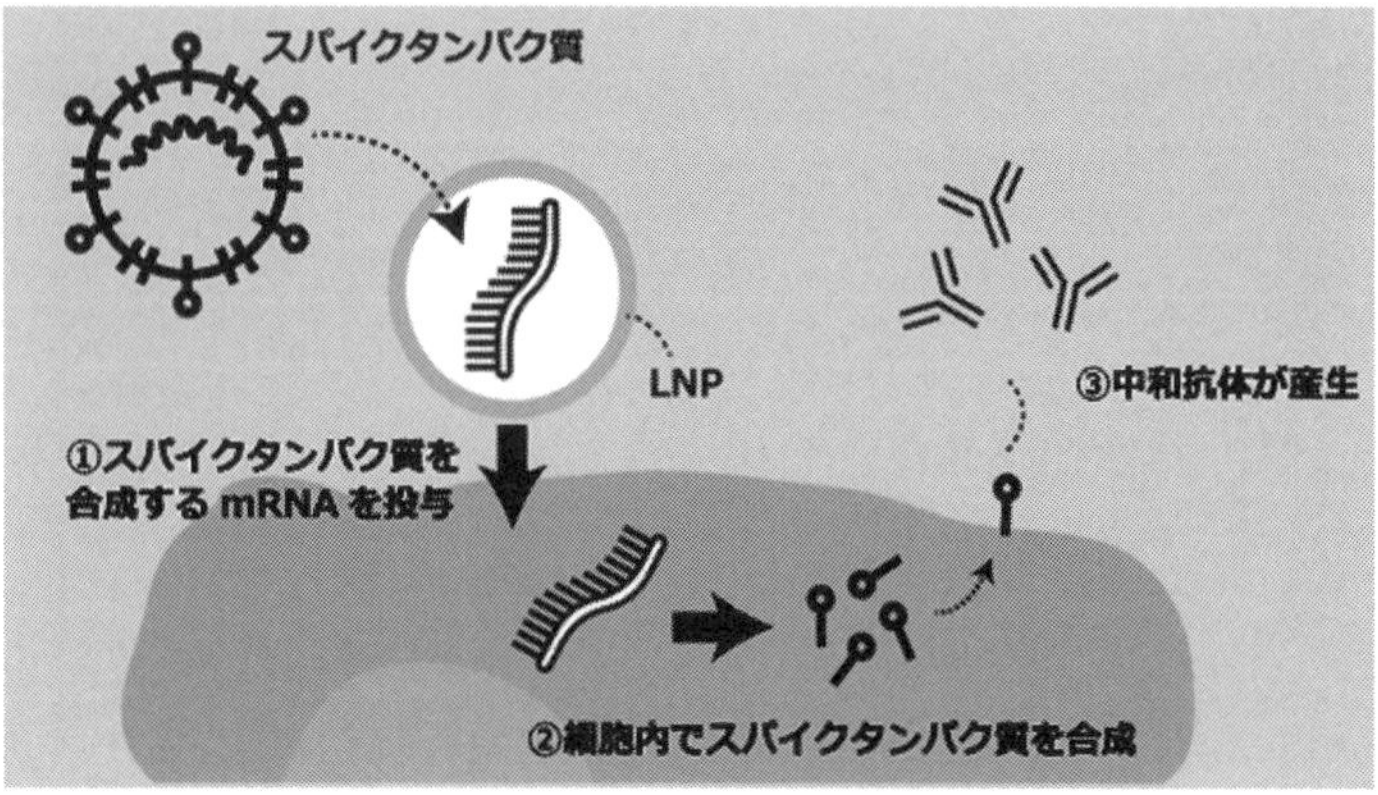

されています。

公益財団法人東京都医学総合研究所（ＴＭｉＭＳ）では「ＬＮＰを使用しないｍＲＮＡ製剤の研究」に取り組んでいますが、その中で、次のような指摘がされています。

「現在使われているｍＲＮＡワクチンは脂質性ナノ粒子（ＬＮＰ）などの殻でくるまれて投与されているが、そのＬＮＰが副次的有害事象を発生させている可能性が高い」

（参照：https://www.igakuken.or.jp/topics/2024/0403.html）

言い換えると、「ＬＮＰを使用したワクチンは危ないので、ＬＮＰを使わないｍＲＮＡワクチンを開発しました」と言っているのです。ＬＮＰ自体が有害事象を引き起こすからこそ、こうした研究が進められてきたわけで、これほどＬＮＰの危険性を示すわかりやすい話はありません。

またＬＮＰは、血液脳関門（ＢＢＢ＝Blood-brain Barrier）を通過してしまう可能性が示唆されています。実際、脳内でスパイクタンパクが発見されたケースもあるとのことです。

(https://kaken.nii.ac.jp/ja/grant/KAKENHI-PROJECT-20J21334/)

人間の脳は、血液脳関門という毛細血管の特殊な関所のような器官によって厳重に守られていて、脳に必要な物質のみを血液中から選択的に脳に届け、不要物質を血液中に排出する仕組みがあるのですが、ＬＮＰに包まれていることによって、この関門を通過してしまい、脳内にコロナワクチンのＲＮＡが侵入するケースがあることが明らかになっています。

他のワクチンでは見られないほどの発熱や頭痛、そして脳梗塞や脳出血がなぜｍＲＮＡワクチンで多いのか、その理由としてＬＮＰが大いに関係しているとも考えられています。

▼厳しい有害事象を引き起こす3大要素②「スパイクタンパク」

2つ目は、mRNAワクチンが細胞内で産生させる抗原のスパイクタンパクそのものに強い毒性があるという点です。スパイクタンパクは、「ウィルスが産生するものの一部であり、単なる抗原であってウィルスそのものではない」という観点から、毒性は少ない、もしくはほとんどないはずだと考えられていました。

ところが、2021年の早い段階で、最も医学研究で権威があると言われるアメリカのソーク研究所に勤める研究者から「スパイクタンパクそのものに毒性がある」と指摘され、2024年4月には、高知大学の佐野栄紀（さのしげとし）特任教授らが「スパイクタンパクそのものが長期の皮膚障害に関与する可能性」という論文を提出しています。

（参照：https://www.kochi-u.ac.jp/information/2024040900029/）

そもそも新型コロナウィルス感染症に罹患したことによって、体内で産生されるスパイクタンパクが全身のあらゆる細胞や器官内で激しい炎症を引き起こしているのだとしたら、わざわざワクチンを打ってmRNAにそのスパイクタンパクを作らせるということは、ワクチンの設計上、大変な間違いということになります。

mRNAワクチンによって自らの細胞内で製造されるのはスパイクタンパクそのものであり、「スパイクタンパクを弱毒化させたもの」ではないからです。スパイクタンパクは、全身であらゆる炎症を引き起こしますが、ことに血管内で様々な悪さをし、いたるところで血栓を生じさせていることがすでに明らかになっています。肺炎を始めとする呼吸器症状も、血栓が引き金になっていたことがわかってきましたし、脳では脳梗塞や脳出血、心臓では心筋炎、心膜炎、他にも神経系、皮膚症状など、全身で障害を起こしていたのです。

もう一度繰り返します。「スパイクタンパクそのものに毒性がある」のだとしたら、本来のワクチン製造工程では、その毒性を弱くしたものを抗原としなければいけません。インフルエンザワクチンは、インフルエンザウィルスを不活化したものが抗原であり、ポリオウィルスのワクチンであれば、ポリオウィルスを弱毒化したものを抗原とし、体内に入れます。

しかしmRNAは、「スパイクタンパクそのもの」を細胞に作らせるのです。スパイクタンパク自体にもし毒性があるとしたら、本来はその毒性を弱めたり取り除いた状態にしなければなりませんが、その過程がないということは、わざわざ「毒性のあるものを身体に作らせている」ということになるのです。

命を落とすほどの深刻な有害事象がこれほど多く引き起こされ、報告されているのもある意味では当然と言えるかもしれません。

▼厳しい有害事象を引き起こす3大要素③「ワクチンの仕組みそのもの」

厳しい有害事象を引き起こす理由の3つめは、これが決定的なことですが、「mRNAワクチンの仕組みそのもの」にあります。

コロナワクチンの場合、筋肉注射による接種によって、体内に入ったワクチンは、各細胞にmRNAを送り込みます。細胞に入ったmRNAは、細胞に命じて「スパイクタンパク」を作らせます。つまり、細胞内に取り込まれたmRNAが、各細胞に対して「スパイクタンパクを製造せよ」と命令を出すわけです。

その結果、スパイクタンパクを作る自分の細胞自体が、自分自身の免疫から「ウィルスに感染した細胞」と見なされて攻撃される可能性があるのです。

人間の体内に備わっている免疫システムが、「この細胞はウィルスに感染している」と判断した場合、免疫システムはその細胞を「外敵として」攻撃し始めるからです。

自分自身の免疫が、自分自身の細胞や組織を「外敵」とみなして攻撃する。これが、いわゆる「自己免疫疾患」というもので、深刻かつ複雑な症状が引き起こされます。

それを示すかのように、予防接種健康被害救済制度では「ギランバレー症候群」「関節リウマチ」「自己免疫性溶血性貧血」「シェーグレン症候群」「自己免疫介在性脳炎・脳症」などの自己免疫疾患が次々と認定されている現実があります。

さらには、ｍＲＮＡワクチンはそもそも「コンセプト（設計段階の）ミスであり、必然的に有害事象をたくさん引き起こす」という論文が、世界中でたくさん出ています。

人間の免疫というのは、スーパーシステムと言われるほどの複雑系であって、一人ひとり顔かたちが違うように、多様性に満ちたものです。しかも、一人の人間の内部でもどんどん「動的に」変容を遂げていくのです。同一の遺伝子配列を共有しているはずの一卵性双生児であっても、免疫系は全く違った反応を示します。

特にレプリコンワクチンは「自己増幅型」です。先ほども説明したように、細胞内のｍ

RNAそのものが増えていくという特徴を有しています。ただでさえmRNAタイプのワクチンは仕組みそのものにリスクを内包している状況なのに、そこを解決しないまま、レプリコンワクチンを多くの人間に接種させれば、これまで以上に自己免疫疾患に苦しむ人が爆発的に増えるのではないかと懸念されるのです。

「mRNAタイプのワクチン接種後になぜ有害事象が多いのか」について、3つの要素を取り上げました。実は、さらに③の仕組みそのものによって、自己免疫が自分の細胞を攻撃し続ける=自己免疫疾患が続くと、なかには「このままでは自分を殺してしまう」と、全く逆の反応を起こし、免疫抑制が始まるケースや、IgG4抗体が誘導されるようになるケースも論文として報告されています。IgG4というのは、免疫に関わる抗体（タンパク）ですが、免疫抑制に関与していて、これが誘導されたらワクチン開発は失敗というのが常識です。

コロナワクチンを世界で最も頻回接種した日本において、この2年ほど激増している「帯状疱疹」や「ターボ癌（予兆なく、急激に進行する癌）」といった疾患は、おそらくこの免疫抑制の結果として表れているのだろうと考えられています。

本来、ワクチンの「抗原量」には厳格な基準があるのに、mRNAワクチンの場合は？

本章の最後に、製薬会社の社員として「どうして誰も疑問に思わないのか？」と不思議に思っているテーマについて考えてみます。ワクチンに含まれる「抗原量」についてです。

本来、ワクチンの抗原量にはとても厳格な基準があります。

例えば、2024年3月、武田薬品工業のMRワクチン（麻しん風しんワクチン）が回収されるという案件がありました。

簡単に言うと、「抗原量（力価）が規定より下回ったので回収します」という内容です。

つまり、ワクチンの抗原量には非常に厳格な基準があって、その基準を満たしていない場合、回収しなければいけないほど厳しく管理されているのです。

一方で、mRNAワクチンの抗原量はどうなのか？　とシンプルな疑問が湧き上がってきます。

一体、mRNAタイプの抗原はどれほどの量になるのでしょうか？　例えばファイザー社のコミナティは、０・３㎖を身体に注射します。実に国民の８割以上がコロナワクチンを接種しましたが、体内の抗原量は果たしてほとんど同じだったのでしょうか。

前述のとおり、誰もが１回あたり０・３㎖の液体を体内に入れたわけですが、この０・３㎖というのは「ｍＲＮＡ」のことです。決して抗原ではありません。

コロナワクチンの場合、抗原は「スパイクタンパク」ですが、このスパイクタンパクがどれほど体内で製造されているのか、個人差がどれほどあるのか、実は全くわからないのです。

つまりｍＲＮＡタイプのワクチンには「抗原量の基準」など存在しないのです。全身でどれほどスパイクタンパクが作られているかなど、「動的なものであり」、「一人ひとり免疫系の対応が違う」わけですから、生体内では全く調べようがありません。

このように、「抗原量」について注目してみると、従来型のワクチンは厳しく基準が設けられていて、少しでも基準外となれば自主回収となるのに対し、ｍＲＮＡワクチンではなぜかそこが全く不問とされている。これは、業界の人間としては全く理解できません。

レプリコンならさらに測定できないのでは？

これがレプリコンワクチンとなると、体内で産生される抗原量は、さらに不透明ということになります。遺伝子情報を体内に入れ、遺伝子自体が体内で自己増幅し、その次に、遺伝子によって誘導された抗原であるスパイクタンパクが製造されるわけです。

細胞内で遺伝子情報が自己増幅すると言いますが、一体どれほど複製されるというのでしょうか。個人差は極めて大きいのではないでしょうか。

増幅したmRNAの量ときちんと正比例する形でスパイクタンパクが製造されるのでしょうか。それとも、そこでも個人差が出るのでしょうか。

mRNAワクチンは、筋肉注射によって接種されます。筋肉注射は、皮下注射に比べて末梢血管に吸収される速度は2倍ほど速いのですが、皮下であれば、皮膚組織というバリアがあり、そこで一度免疫というフィルターを経ることになります。経口で飲む薬は粘膜と消化管を経由しますし、経鼻的投与の場合には粘膜というバリアを経由しますから、それぞれ免疫は一度「外敵」の正体を見定める機会を得ます。

しかし、筋肉注射によってすぐに血管に吸収され、全身に回る接種スタイルだと、免疫には「敵に備える予備戦」の時間は与えられず、最初から熾烈な決戦ということになります。

そこも、このｍＲＮＡワクチンが有害事象を誘発する原因の一つである可能性があります。

抗原量の話に戻れば、筋肉内に注射された時点で、ｍＲＮＡは人体のあらゆる細胞に取り込まれる可能性があり、どこの細胞に運ばれるかは、全くコントロールできません。複数の細胞で同時に爆発的な量のスパイクタンパクを作り出しているかもしれないわけです。

従来のｍＲＮＡタイプですら抗原量がわからないのに、レプリコンのようなｍＲＮＡ自己増幅型などでは、ますます抗原量がわからなくなります。

ｍＲＮＡタイプやレプリコンワクチンの抗原量に基準が必要ないのであれば、従来のワクチンにも厳格な基準など全く要らないではないか、と言いたくなります。

ここまでワクチンの仕組みについて見てきました。またｍＲＮＡワクチンに有害事象が多い理由についても、基本的な部分だけですが、考えてきました。

次の章ではまだまだわからないことが多い「レプリコンワクチン」に、さらに焦点を当てて踏み込んでいきたいと思います。

5章

「レプリコンワクチン」を売りたくない理由

会社が示す、レプリコンワクチンの供給計画と「大事な仕事」

製薬業界には、「日刊薬業」という業界紙があります。2024年7月11日付のその業界誌に、Meiji Seikaファルマの小林社長が医薬品セグメントの事業内容を説明した記事が掲載されました。内容を要約すると、

- ・2024年秋冬の定期接種までに約450万回の供給体制を整える
- ・レプリコンワクチン「コスタイベ」は、既存のコロナワクチンよりも極めて安全性が高い
- ・SNSで根拠のない非科学的な情報が出回っている
- ・開発メーカーとして客観的かつ科学的なデータを示し、不安を払拭することも大事な仕事

というものでした。他の業界紙では、2024年秋冬にコロナワクチンを接種する潜在需要は、高齢者を中心に2000万人程度ではないかと発表しており、450万回分の供

給体制を取るということはシェアを20%強程度取れればという考えだと思います。

本来、社員であれば会社が立てた達成目標に向かって一丸となって進まなければいけないところです。

もちろん「極めて安全性が高く有効性も高い」、「日本人の健康を守るために寄与できる」と自信を持って言えるワクチンであれば、胸を張って全力で営業するところです。

しかし、実際のところはどうでしょうか？

レプリコンワクチンの有効性や安全性はどうなのか、この章では、現時点でわかる範囲で「客観的かつ科学的」に考察してみたいと思います。

複数あるレプリコン治験データの中で最重要視すべき試験とは？

レプリコンワクチンの臨床試験（人を対象とした試験）の結果を見ていきましょう。

このワクチンは、ベトナムで1万6000人あまりを対象に臨床試験を行っていますが、対象者は「初回免疫（それまでコロナワクチン接種歴のない人）」でしたので、国民の8割が2回接種しており、3回目も67%、人口にして約8670万人が接種しており、未接種

レプリコン臨床試験一覧表

試験名	実施国	治験フェーズ	内容・目的	対象	登録例数
ARCT-021-04	アメリカ シンガポール	Ⅱ	初回免疫 追加免疫 安全性	18歳以上	初回免疫581例 追加免疫226例
ARCT-154-01	ベトナム	Ⅰ・Ⅱ・Ⅲ	初回免疫 追加免疫 有効性 安全性	18歳以上 (パート1のみ 18歳以上 60歳未満)	パート1：100例 パート2：302例 パート3a：600例 パート3b：16,107例
ARCT-165-01	シンガポール アメリカ 南アフリカ	Ⅰ/Ⅱ	追加免疫 安全性	コミナティ2回 接種後5ヶ月以上 経過した21歳以上 65歳以下	36例
ARCT-154-J01	日本	Ⅲ	追加免疫 安全性	3回目の追加免疫 を3ヶ月以上前に 実施した18歳以上	828例

の人は今後も接種しない可能性が極めて高い日本の実情とはかけ離れています。ＡＲＣＴ－１５４という日本人による臨床試験に注目していきましょう。

ＡＲＣＴ－１５４試験では、「すでに３回コロナワクチンを打った人」「日本人」を対象としており、４回目接種をファイザー社のコロナワクチンとMeiji Seikaファルマ社のレプリコンワクチンで比較した試験です。今後、日本で追加接種する実情に沿った試験なので、この試験が最も重要であると言えます。

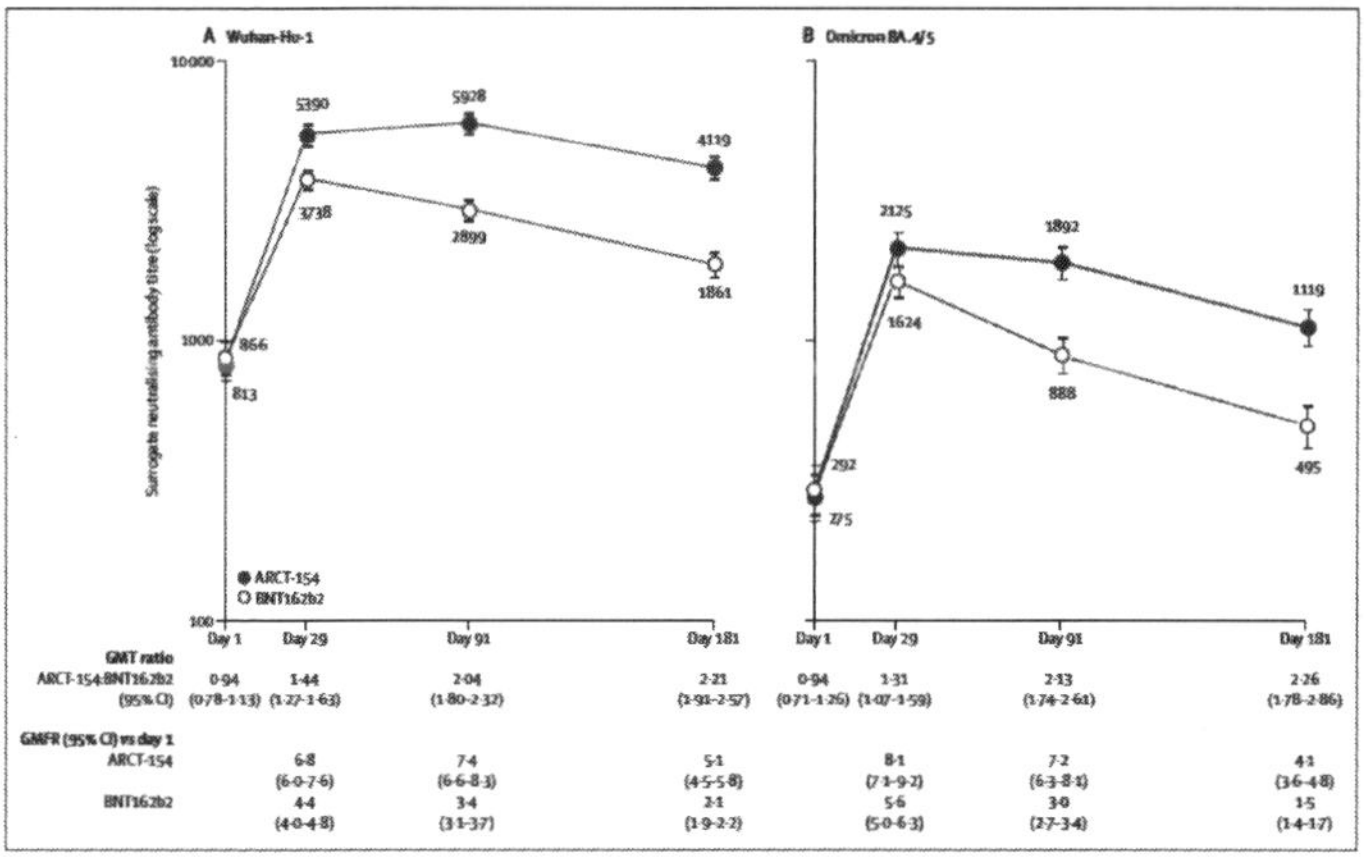

レプリコンワクチン最大の「アピールポイント」は何？

「抗体価」に注目して、ARCT‐154試験の結果を見ていきましょう。左のグラフが起源株（武漢株）で、右のグラフがオミクロン株で実施したものになります。

下の折れ線がファイザー社のコロナワクチンで抗体が下がっているのに対し、上の太い折れ線がレプリコンワクチンになります。抗体価がより長い期間、維持できていることが読み取れます。ファイザー社やモデルナ社のコロナワクチンは、抗体価がすぐに下がってしまう点が弱点と言われてきましたが、レプリコンワクチンは、その弱点を補えるというわけです。

つまり、抗体価が下がらない分、より長期間の有効性が期待できるというわけです。この点が、レプリコンワクチンの一番の売りになります。

すでに1章でも述べたとおり、２０２４年10月以降、コロナワクチンが65歳以上の高齢者、あるいは60歳以上の基礎疾患のある方に定期接種化されることが決定しました。

（参照：https://www.meiji-seika-pharma.co.jp/pressrelease/2024/detail/pdf/240205_01.pdf）

これは、「インフルエンザワクチンと同じようにコロナワクチンも年に１回打ちましょう」という流れが、国の戦略として確定していることを意味します。

その戦略を実現するため、既存の、数カ月で抗体価が下がってしまう既存のコロナワクチンよりも、抗体価が長く維持できる（はずの）レプリコンワクチンのほうが「年に１度のコロナワクチン接種」に適切なのではないか、というロジックなのです。

既存コロナワクチンの〝効果〟と〝持続性〟を再検証する

ところが、レプリコンワクチンの添付文書には以下のような記載があります。

効能または効果に関連する注意

本剤の予防効果の持続期間は確立していない。

実は、2021年に日本に登場したファイザー社のコロナワクチン「コミナティ」の添付文書にも、実は全く同じ記載がありました。

しかし、皆さんも覚えておいででしょうが、発売当時からメディアや専門家から流れてくる情報は、

「発症予防効果は95%で、これまでのワクチンとは桁違いの効果が見込まれる」

「感染予防効果もあり、多くの国民が2回打つことで集団免疫ができ、コロナ前の生活に戻れる」

といった高い効果ばかりが謳われていました。ところが、実際はどうだったでしょう？

ワクチンを接種しても多くの国民が感染し、集団免疫どころか、「ブレークスルー感染」という言葉も普及し、ウィルスの変異が起きたので、という名目で、3回、4回、5回、気づけば「毎年接種しましょう」という流れになっているのが現実です。

一部のウィルス学者やワクチン専門家による、「コロナのようなRNAウィルスは、変

異が大きいので、ワクチンで感染予防をしようという発想は間違い」という発言はメディアから意図的に無視され、どこかの自治体の首長のように、「打って打って、打ちまくれ」というキャンペーン一色に塗りつぶされたのです。

その結果、日本社会で何が起こったでしょう？

コロナの流行の波が収まり、コロナによる死者数が減り、国全体の死亡数も減ったのでしょうか。現実は真逆であり、今なおコロナの流行は収まらず、コロナによる死亡者数も増え続け、国全体の死者数も2022年、2023年、そして2024年の今なお激増し続けています。本来はこのような状況を避けるために、国民一丸となってワクチン接種をしてきたのではないでしょうか？

レプリコンワクチンは安全なのか？——審査報告書による客観的な評価を見る

弊社の小林社長は、すでにご紹介したように業界紙で、「レプリコンワクチン『コスタイベ』は、既存のコロナワクチンよりも極めて安全性が高い」と明言していますが、もし我々が担当する医師に「根拠となるデータはあるのか？」と質問されても、現段階ではその答えを持ち合わせていません。

審査報告書に記載されている公開データで、ARCT－154－J01試験の安全性情報を見ていきましょう。

（参照：https://www.meiji-seika-pharma.co.jp/pressrelease/2024/detail/pdf/240205_01.pdf）

気になる点は、Meiji Seikaファルマの「コスタイベ」の発熱、悪寒、頭痛、倦怠感といった副反応の数値が、ファイザー社の「コミナティ」を上回っている点です。

発熱：コスタイベ群20・0％　コミナティ群18・6％
悪寒：コスタイベ群30・0％　コミナティ群25・2％
頭痛：コスタイベ群39・3％　コミナティ群30・6％
倦怠感：コスタイベ群44・8％　コミナティ群43・1％

2章で述べた通り、「mRNAワクチンは基本的な副反応の割合が高い」ことは明白です。

従来型の「無毒化」「弱毒化」ワクチンは、これら基本的な副反応の割合が圧倒的に低いです。ベースが低いゆえ、重篤な副反応の割合も接種後死亡もほとんど生じないのです。

一方mRNAワクチンは、このベースとなる副反応の割合が高すぎて、それ自体が大きなリスクの温床となっています。**コスタイベは、この表で示した基本的副反応項目で全てコミナティの数値を上回ってしまっているので、コミナティと同等以上の重篤な副反応、接種後死亡のリスクを内包していると捉えるべきです。**

実際、審査報告書には、審査機構による、**きわめて重要な文言**が記載されています。

「本剤のRNA接種量は既承認ワクチンより少量であるが、**提出された臨床試験成績は、既承認RNAワクチンに比し安全性が向上したことを示す成績ではない**と考える。」

小林社長は「既存の物より極めて安全」と言っていますが、そのような根拠となる具体的なデータは現段階でどこにもありません。あるなら教えてほしいのです。

当初はイメージとして、「投与量が少なくて済むので、その分副反応が少ないだろう」

表 21 特定有害事象（ARCT-154-J01 試験：安全性解析対象集団）

MedDRA PT	本剤群（N＝420）		コミナティ群（N＝408）	
	全 Grade	Grade 3 以上	全 Grade	Grade 3 以上
	n（%）	n（%）	n（%）	n（%）
局所性（全体）a)	398（94.8）	3（0.7）	395（96.8）	4（1.0）
紅斑	52（12.4）	0	85（20.8）	3（0.7）
腫脹	59（14.0）	1（0.2）	97（23.8）	1（0.2）
硬結	52（12.4）	1（0.2）	81（19.9）	0
圧痛	388（92.4）	1（0.2）	391（95.8）	1（0.2）
疼痛	352（83.8）	1（0.2）	358（87.7）	0
全身性（全体）a)	276（65.7）	6（1.4）	255（62.5）	7（1.7）
発熱b)	84（20.0）	2（0.5）	76（18.6）	2（0.5）
関節痛	112（26.7）	1（0.2）	113（27.7）	2（0.5）
悪寒	126（30.0）	2（0.5）	103（25.2）	4（1.0）
下痢	28（6.7）	0	17（4.2）	0
めまい	25（6.0）	0	13（3.2）	1（0.2）
頭痛	165（39.3）	3（0.7）	125（30.6）	3（0.7）
倦怠感	188（44.8）	3（0.7）	176（43.1）	4（1.0）
悪心	21（5.0）	0	16（3.9）	0
嘔吐	2（0.5）	0	2（0.5）	0
筋肉痛	123（29.3）	2（0.5）	100（24.5）	3（0.7）

N＝解析対象例数、n＝発現例数
a) Grade 0 以上の例数。Grade 0 は、紅斑、腫脹及び硬結（2.5cm 未満）並びに発熱（37.5〜37.9℃））でのみ設定された。
b) 37.5℃以上（腋窩体温）

という期待が先行していましたが、治験データからは**「既存のコロナワクチンより安全とは言えない」**もしくは「既存のコロナワクチンと**安全性は同等である」**までしか言えないのです。

「設計上、自己増幅を止めるブレーキがない」という不安にどう応えるか？

レプリコンワクチンの仕組みを説明すると、その後、医師たちからしばしば次のような質問を受けます。

「細胞内でｍＲＮＡを自己増幅させるというけど、永遠に増幅し続けることはないの？」

同じような不安を持たれている方は多いと思います。

それに対しては、次のようなデータがあります。

2つのグラフが示すデータは、「レプリコン＝samRNA（自己増幅型mRNA）」と、「既存型＝mRNA（通常のmRNA）」のワクチンを投与した際、投与量と経過時間によって、筋肉内のRNA濃度がどのように変化するか、また産生されるRNAの総量をそれぞれ比較したものです。

「10μg（マイクログラム）」と「50μg」という数値は投与量です。1マイクログラムは100万分の1グラムのことです。

上の折れ線グラフを見ると、レプリコンと既存型を同じ摂取量で比較すると、いずれもレプリコンのほうが筋肉内のRNA濃度が高いことがわかります。自己増幅されるのですから、当然の結果と言えます。

注目点は「15Days（15日経過後）」の箇所です。

この治験結果では、投与後15日後のRNAの量を見ると、mRNAもsamRNAもともに0になっています。これは「約2週間経過すれば、筋肉内にRNAは残っていない」という結果を意味しています。

「体内で一時的に増幅しても約2週間経過するとRNAは残っていません。つまりずっと

雌マウスにレプリコンと既存型mRNAワクチンを投与した後の筋肉内のRNAの濃度変化など

経過時間ごとの筋肉内での濃度変化

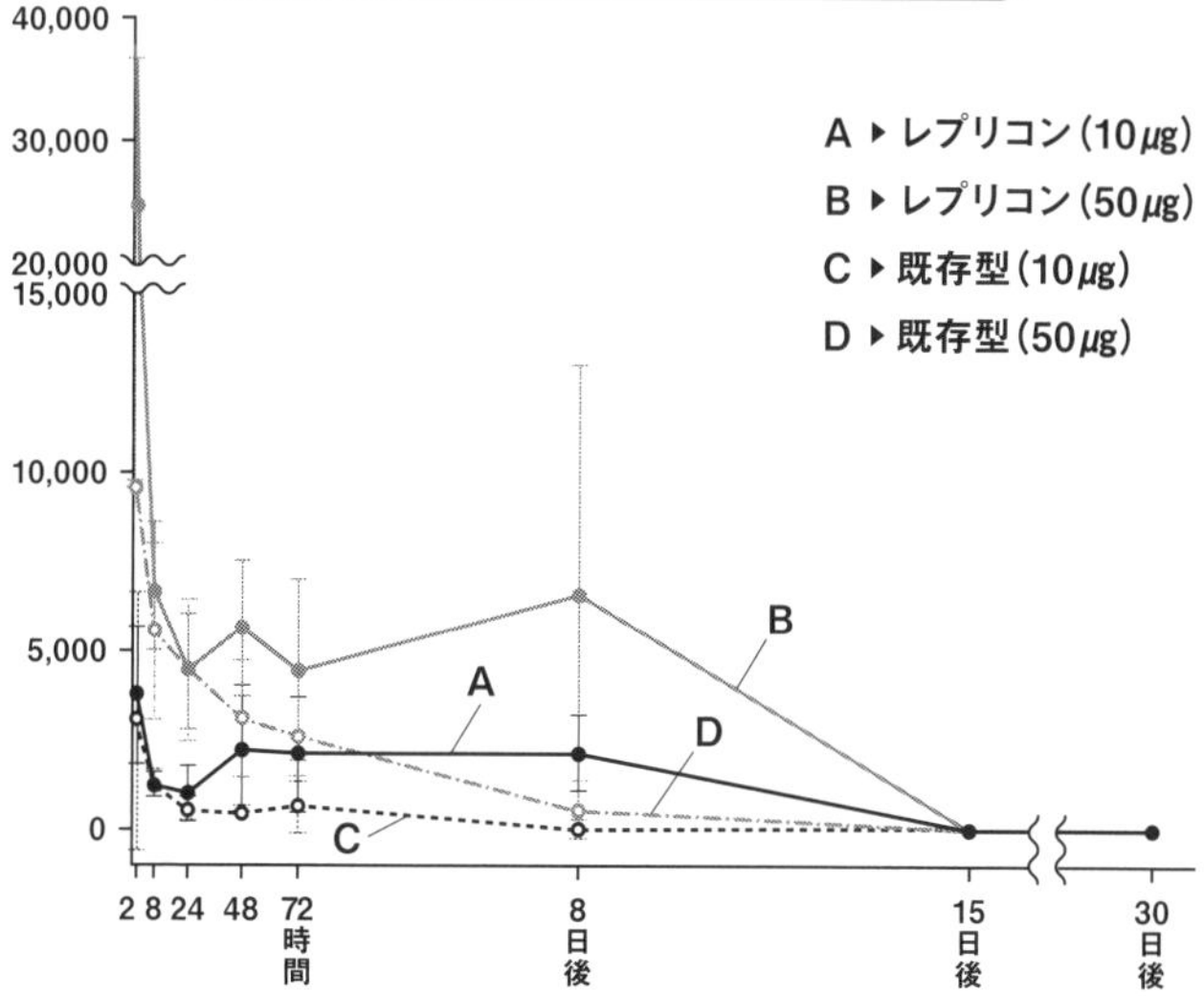

接種後、測定できなくなるまでの時間に筋肉内で産生された量

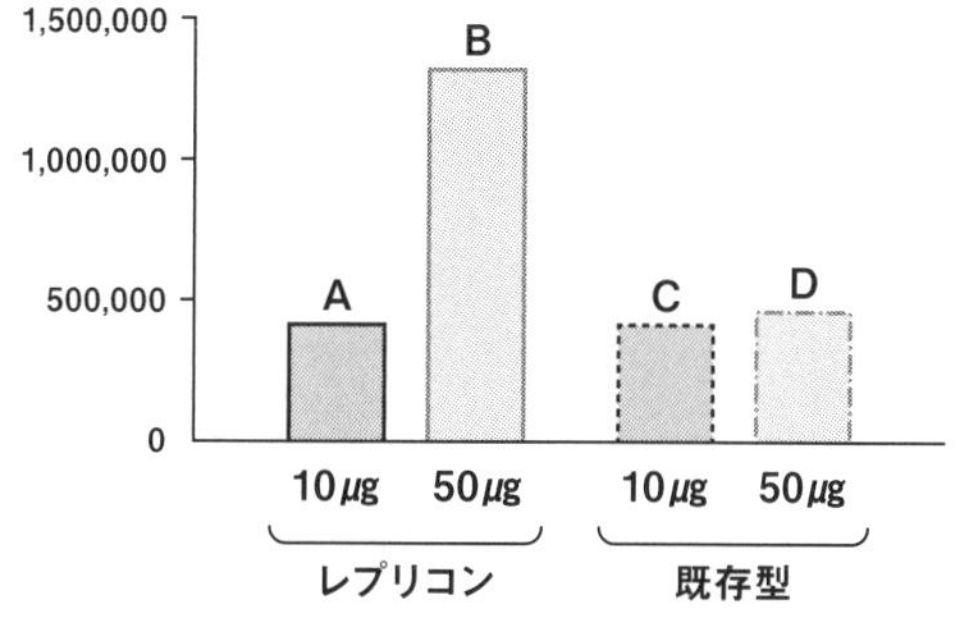

増幅し続けるわけではない」というデータになります。

これは設計上、レプリコンワクチンに自己増幅を止めるブレーキが組み込まれているわけではなく、繰り返しになりますが、免疫の仕組みとして、細胞にはもともと、細胞内で増幅するｍＲＮＡを「異物」と見なして排除しようとする働きがあります。

短期的には自己免疫がｍＲＮＡを壊す働きよりも自己増幅する量が多いから、一定期間ｍＲＮＡが増幅するけれど、時間経過とともに今度はｍＲＮＡを壊そうとする働きのほうが上回り、しだいにｍＲＮＡの量が減っていくものと考えられています。

しかし、問題はこのデータはあくまで「マウス」を使った薬物動態試験にすぎないということです。齧歯目ではこうしたデータが取れたけれども、実際に多くの人間に接種して大丈夫なのかが証明されているわけではなく、不安は拭えません。

なぜか？　全く同じことが、従来型のコロナワクチンでも言われてきたからです。

コロナワクチンが出てきた当初、「ｍＲＮＡはすぐに分解され、スパイクタンパクも２週間以内でほとんどなくなる。だから心配ない」と言われていました。しかし、実際はどうでしょう？　現実に、スパイクタンパクが長期間体内に残っていること、２週間どころか接種後１年くらい経って皮疹の患部で発見されるなど、製造者からのアナウンスとはまるで違う異常な事例が次々報告されています。

こういった事態を避けるために、人での長期臨床試験というのが必ず必要になるのです。「メカニズム的に安全だから」「マウスの体内動態データで問題ないから」という根拠だけで何百万、何千万という健康な人間に打っていいわけがありません。

繰り返しますが、ワクチン開発に最低10年かかるという、その慎重なスタンスこそがこれまでの医療常識、開発常識だったはずです。一体、その姿勢はどこにいってしまったのでしょうか。

自己増幅をストップする指示がない遺伝子情報をワクチンとして体内に入れて、無限に増幅するのではないかという不安に対して、しっかり払拭できる科学的証拠は、まだ存在しないということです。

つまり、基本的な副反応の発現率がファイザー製のｍＲＮＡワクチンと比較して改善されていない点、また、抗原量がますますコントロールできなくなるレプリコンワクチンの安全性にはやはり大きな疑問符が付いていると言わざるを得ないと思います。

ワクチンを打っていない人にも有害事象を与える
シェディングの不安について

レプリコンワクチンに関してもう一つ懸念されている点は、シェディングについてです。これは、ワクチン接種者の呼気や汗、体液などから、ワクチンに由来する「何か」が排出されていて、それが未接種者に伝播（Shed）され（あるいは曝露して）、身体的にさまざまな悪影響を与えているのではないかという問題で、SNSを見れば被害を訴える声がたくさん見つかりますし、実際、シェディングが存在するのであれば「チームK」メンバー全員が2回ないしは3回のコロナワクチン接種者でもあり、心苦しい気持ちにもなります。もしかすると、我々自身が知らずに周囲へ影響を与えてしまっていたのかもしれないわけですから……。

ワクチン接種後症候群への治療を行っている医師たちにとっても、既存mRNAワクチンのシェディング問題は、まだ結論を見ない大きな研究課題になっているようです。

レプリコンワクチンで、このシェディングは生じるのか？　という問題ですが、明確な答えはないものの、「既存のmRNAワクチンよりはそのリスクが高い」とは言えそうです。

なぜなら「人の細胞内でRNAが自己増幅される」という仕組みは、実はウィルスが持つ特徴そのものだからです。言うなれば、レプリコンワクチンは「疑似ウィルス」的な側面があり、近くにいる未接種者への影響がないとは断定できません。前項で、「mRNAの自己増幅がどこでストップするのか人間においてはまだ不明である」と述べましたが、こちらの点でも明確な結論を導き出すだけの知見は得られていません。

シェディングが実際存在するのかどうかは不明ですが、シェディング被害を訴える声を無視するわけにもいきません。一方、シェディングを強調しすぎることは、「ワクチン接種者」や「レプリコン接種者」への過度な差別や誹謗中傷を招く要素もはらんでいます。

現時点で言えることは、「もしシェディング問題が存在するならば、レプリコンワクチンは、その仕組みから、既存のmRNAワクチン以上にリスクがある。だが、実際のところはまだ不明である」ということです。

このシェディングという非常に難しい問題が「懸念材料であることは間違いない」ので、これも、「我々がレプリコンを売りたくない理由」の一つなのです。

▼有害事象3大要素はレプリコンも当てはまるのか？

レプリコンワクチン（商品名コスタイベ）の安全性について、「開発の経緯」に記載されている文章から確認しておきましょう。

4章では、mRNAワクチンが有害事象を引き起こしている主因として3点を挙げました。「LNP」と「スパイクタンパク」、「仕組みそのもの」です。

・コスタイベに「LNP」は使われているか？⬇YES

「脂質ナノ粒子（LNP）で製剤化している」と記載があります。既存のコロナワクチンと同様使用されています。

・スパイクタンパクの量は？⬇不明（既存のmRNAワクチンよりもわからない）

スパイクタンパクは既存ワクチンと同様に細胞内で製造されます。その量（抗原量）は、既存のmRNAワクチンですら不明でしたが、レプリコンワクチンは、「さらによくわからない」ということは既述のとおりです。

・自己細胞に抗原を作らせる仕組みは、原理的に自己免疫疾患のリスクがある⬇さらに危険度が高い可能性

mRNAワクチンで、自分の細胞内でスパイクタンパクを作らせる機序は変わりないので、自己免疫疾患を引き起こし、免疫系を混乱させるリスクは、自己増幅型のレプリコンではさらに高まっていると考えるべき、というのが私たちの見解です。

私たちが不安を払拭できない最大の理由

公表されている国の審査報告書のデータから、コスタイベの安全性について考えてきました。

国は、「既存のコロナワクチン（ファイザー社のコミナティ）と比べて〝安全性が同等〟」ということでコスタイベを承認しています。すでにファイザー社とモデルナ社のコロナワクチンを国民の8割が接種しており、「それと安全性が同等」となれば国も認めざるを得ないということでしょう。安全性が同等なのに、もしコスタイベを認めないとなれば、過去のファイザーやモデルナも危険だった、つまり国と厚労省が自ら〝**薬害**〟を認めることになるからです。

しかし、ファイザー社やモデルナ社のワクチンを承認した当時の経緯を振り返ると「新型コロナウィルスが未知のものであり、国民全体の命が危機的状況にある」との状況判断の下、通常の承認過程とは異なる「緊急承認」という形で認められたわけです。

仮に、「あの時は、緊急承認でともかくワクチンを確保するしかなかった」としても、今、我々が共存しているコロナウィルスは、「国民全体の命を脅かす」そんな存在なのでしょうか？

私たちが「既存のワクチンと安全性が同等だから心配無用」と言われても不安を払拭できない最大の理由。それは、全く健康そのものだった同僚社員が、ファイザー社の2回目のコロナワクチン接種3日後に命を失ってしまったという現実を突きつけられた点にあります。

「安全性が同等」という意味は「リスクも同等」という意味です。

つまり、我々にとっては「コスタイベは、仲間の命が失われたコミナティと同等のリスクがある製品です」と言われているような感覚なのです。そんなデータしかない状況で、どうしたら自信を持ってこの製品を売ることができるのでしょうか？

私たちが勧めたワクチンで、もし同じような事態が生じてしまったら……という思いが、頭をどうしてもよぎってしまうのです。

そして、それは2章ですでに見てきたように、晃大だけの身に起きた、特殊な事情では断じてありませんでした。

全国には、「ワクチンを打ったせいで、失わないでいい命を失ったのかもしれない」と嘆いている遺族がどれほどたくさんいることでしょう？

自分の国の政府を信じ、厚労省を信じ、「ワクチンを打ったほうがいいよ」と言った医師を信じ、家族のため、近所の方たちのために、仕事をしていくために、社会活動に参加し続けるために打って、今なお重度の障害に苦しんでいる人がどれほどたくさんいることでしょう？

健康な国民に接種するワクチンであるなら、安全性が確認できていない段階で承認してはいけないはずです。

今一度、製薬業界が大切にしてきた「ワクチンの高い安全性基準」を思い起こしてほしい。そして、国民の命と健康を守るためにこそ働きたい。そう私たちは考えています。

COLUMN

「どうしてもコロナワクチンを打ちたい」場合は？

「仕事などの関係でどうしてもコロナワクチンを打たざるを得ない」「親がコロナワクチンを絶対に打つと言ってきかない」などのケースもあるかもしれません。ｍＲＮＡ型でないコロナワクチンを含めた他社製ワクチンの安全性について、このコラムで触れておきます。

【ダイチロナ】

以下は第一三共社の「ダイチロナ」の審査報告書になります。

（参照：430574000_30500AMX00171_A100_2.pdf (PMDA.go.jp)）

★他社製コロナワクチンの安全性　表

発熱　：　ダイチロナ群　13・2％　　コミナティ群12・5％

頭痛　：ダイチロナ群　18・3％　コミナティ群22・2％
倦怠感：ダイチロナ群　33・0％　コミナティ群38・9％

こういった基本的な副反応の発現率はコミナティに近いものがあり、実際、審査機構からは「安全性はコミナティと大きな差異は認められておらず」との判断がされています。

ファイザーとモデルナと同じｍＲＮＡ型のワクチンですが、「外国産ではなく国産だから応援したい」という医師も一定の割合でいるかもしれません。

しかし、基本的な副反応の発現率が大きく改善されているとは言い難く、従来のワクチンと比較し不安が払拭出来ません。

【ヌバキソビット】

ヌバキソビットは、唯一「ｍＲＮＡ型ではない」コロナワクチンです。

「組替えタンパクワクチン」という従来の確立された技術がベースとなっており、カテゴリーとしては「不活化ワクチン」に入ります。アメリカの製薬企業ノババックス社が開発したものを武田薬品が国内の臨床試験を引き継いで、2024年秋冬の定期接種に登場します。以下が審査報告書の国内データ（プラセボとの比較）になります。

【1回目】
発熱：ヌバキソビット群　0・00％　プラセボ群0・00％
頭痛：ヌバキソビット群　10・7％　プラセボ群2・00％
倦怠感：ヌバキソビット群　10・0％　プラセボ群4・00％

【2回目】
発熱：ヌバキソビット群　6・00％　プラセボ群0・00％
頭痛：ヌバキソビット群　21・3％　プラセボ群2・00％
倦怠感：ヌバキソビット群　29・3％　プラセボ群6・10％

となっており、やはりmRNAワクチンとは副反応のベースが明らかに異なる数字が見て取れます。その特徴は「発熱の少なさ」にあり、海外の規模の大きい臨床試験結果においても同様です。ただ、頭痛と倦怠感の数字はやはり気になるところであり、「2回目の頭痛と倦怠感」は、かなりの接種者に生じるものと予想されます。海外のデータでも同様の傾向が見られます。

ただし、LNPは使用されておらず、仕組みそのものも確立された既存の技術を使っているため、「他のmRNAワクチン4剤よりも安全性が高いのではないか」ということは客観的に言えるのではないかと思います。

今後、日本でコロナワクチンを接種するのは高齢者が大半だと思われます。ですので「自分の親がどうしてもコロナワクチンを接種するといってきかない」というようなケースは、責任は持てませんが、「ヌバキソビットであれば一番安全性が高いのではないか」とだけ、私たちは提言させていただきます。

6章

会社の歴史と誇りを未来に繋げられるのか

過去に「明治」が守ってきたもの

時は1946年、終戦直後に国内各地で医薬品の不足が叫ばれる中、我が社はペニシリンの培養を開始し、医薬品事業に本格参入しました。それから現在に至るまで、ストレプトマイシンをはじめ、質の高い抗生剤を医療現場にお届けし続けてきました。

一般の読者の方々にとっては「明治といえばチョコレートだよね」など、お菓子のイメージが強いのではないかと思います。

ところが医師の中には「感染症の明治」と言ってくださるほど、抗生剤の印象が強い会社なのです。仮に今、突然に当社がこの社会から消えてしまったとしたら、医療現場が大混乱を引き起こすと言っても間違いないと思います。

少し聞き慣れないかもしれませんが、いくつか具体的な医薬品名を挙げてみます。

「ペニシリンG」という抗生剤があります。これは、最も質の高い〝ゴールドスタンダード〟のペニシリンと言われています。細菌性心内膜炎や梅毒の治療に使われますが、我が社しか発売しておりません。

病院で入院している患者さんが「耐性菌」と呼ばれる菌によって感染症を引き起こすこ

とがあります。従来の抗生剤の効かない耐性菌の代表として、例えばＭＲＳＡという名はお聞きになったことがあるでしょうか？　これは、「メチシリン耐性黄色ブドウ球菌」といって、普通の医薬品では効果がありません。この「ＭＲＳＡの基準薬」として「バンコマイシン」という製剤があります。どの病院勤務の医師も、看護師、薬剤師も必ず知っている薬剤です。

このバンコマイシンの９割以上のシェアを誇っているのが、我が社になります。

他にも、国が定めた「安定確保医薬品」と呼ばれる医薬品があります。

これは、「我が国の安全保障上、国民の生命を守るため、切れ目のない医療供給のために必要で、安定確保について特に配慮が必要とされる医薬品」のことで、優先順位として、上位から「Ａ」「Ｂ」「Ｃ」に分かれています。最重要確保品である「Ａ」の中の21品目のうち、厚労省が調査を行った結果、以下の４成分はさらに特別な措置が必要と認定されました。

①セファゾリンナトリウム

②セフメタゾールナトリウム
③アンピシリンナトリウム・スルバクタムナトリウム
④タゾバクタムナトリウム・ピペラシリンナトリウム

この4成分のうち、③と④は、我が社が圧倒的シェアNo・1を確保しています。

「国民の命を守るために絶対に必要な医薬品」と定められている抗生剤を、種類・量ともに最も供給し続けてきたのが我が社であり、それは我々社員の誇りでもあるのです。

製薬企業共通の苦しみの中で

製薬企業は、例外なく、共通した悩み・頭の痛い問題を抱えています。
それは、「薬価改定」と「先発品の特許切れ」という問題です。

・「薬価改定」

他の業界では、自社が販売する商品やサービスの価格決定権は、基本的にその企業にあります。ところが製薬業界では違います。

医薬品の価格は誰が決定するのか？　それは「国」なのです。

そして、国は薬価を変更していきます。改訂頻度は、かつては2年に1度でしたが、現在では毎年「薬価改定」が行われています。色々な考え方、算定方法があるのですが、基本的には、薬価改定によって医薬品の価格は下げられます。つまり、その企業が開発にどのくらい投資したかに関わらず、国によって勝手に自社製品の値段が下げられてしまうのです。

「薬価改定の度に、製薬企業は売上および利益を削られる」という苦しい状況にさらされるのです。

・「特許権切れ」

もう一点。例外はありますが、莫大な開発投資をかけて生み出した先発医薬品の特許が約10年経過すると切れてしまうという問題です。特許が切れるとどうなるか。市場ではジェネリックと呼ばれる後発品にどんどん置き換わっていきます。当然、先発医薬品で確保していた利益が大幅に減少するので、企業としては厳しい形となります。

この2点は、どの製薬企業にも共通した悩みであり、非常に苦しい点でもあります。我が社もこれまで苦しんできましたが、一部で例外的な措置もあります。

「この医薬品は国民の命を守るために必要不可欠だ」と認定された医薬品については、薬価を下げなくなったのです。それどころか、なかには「価格が上がる」医薬品もあります。

実は先ほど挙げた「最重要確保品」のうち、③アンピシリンナトリウム・スルバクタムナトリウム（製品名「スルバシリン」）は、医療現場で絶対に必要な医薬品であるにも関わらず、実は「売れば売るほど赤字」と言えるほどの低利益率商品でした。しかし、それでも「国民の命を守るために必要不可欠だから」という理由で、我が社は長年これを供給し続けてきたのです。ところが、最近になってようやく、国がその必要性を認めて安定供給を支えるために価格を上げてくれたのです。

このように「薬価改定」の影響を受けにくい医薬品＝医療現場を支えるマストアイテムを多数揃えている我が社の企業体質は、ここ数年で急速に強化されてきています。

「武士は食わねど」の心意気で、利益率は最低でも提供し続けるというのが「我が社の誇り」であった部分が、ようやくここに来て経営的にもそのまま「強み」へと変化してきたことは、社員としても嬉しく思っていたところでした。

企業価値の維持、向上のために、最も重大な判断を誤らないでほしい

ところが、そうした社員の誇りは、今、大きく揺らいでいます。

世界のどこでも承認が下りなかった自己増幅型のｍＲＮＡレプリコンワクチン「コスタイベ」を、我が社が生産・販売することが発表され、ようやく強化されてきた企業体質が、これをきっかけに転落していく方向に進んでしまうのではないかと危惧せざるを得なくなりました。

何より心配なのは、医療従事者や多くの国民からの信頼の失墜です。

昨今の流れではありますが、我が社でも「社内コンプライアンスの徹底」が声高に叫ばれています。

どんな企業でも、多くの人間が働いていれば、ルール違反や不正といったものが見つかるものです。人間は、完璧な存在ではありません。良心もあれば邪（よこしま）な心も抱

えているので、ある意味当然かも知れません。我が社でも、小さな不正は時おり報告されますが「事が大きくなる前にきちんと襟を正そう」と社員に促す姿勢は健全で、評価に値すると思っています。

コンプライアンスとは「法令遵守」を意味していますが、もちろん、単に「法令を守ればそれで良い」というものではありません。公序良俗などの社会的な規範に従うこと、そして何より「強い倫理観」が求められるわけです。

特に、製薬会社では人間の命や健康にダイレクトに関わる医薬品を扱うわけですから、医療倫理も含めて重視すべきであると言えます。

そのような観点から、

・「世界初」という自己増幅型ワクチンの長期的安全性はどこまで確認できたのか。
・同じｍＲＮＡワクチンで、すでに接種後死亡報告例が２２０４名にのぼっているが、その大半が「因果関係不明」のまま、先に進んでいいのか。
・社内で起きたｍＲＮＡワクチンによる死亡事例や重篤な副反応事例について、会社としての考え方を表明しなくていいのか。

我々社員は、右のような大きな疑問が残ったまま、「会社の売上目標達成に向けて盲目的に営業活動に集中する」という方針に対して大きな懸念を抱いているのです。

レプリコンワクチン販売により、とてつもない訴訟を受ける可能性

米欧各国だけでなく、日本でも２０２４年に入ってから、コロナワクチン被害に関する訴訟が続々と開始され始めました。

コロナワクチン接種後に死亡した8名の遺族と、重い副反応が残った患者5名の合計13名が国を相手取って4月17日に東京地方裁判所に集団訴訟を起こしました。

内容を端的に言うと、「国が流した情報は極端に偏っており、ワクチンのリスクをきちんと伝えないまま、ひたすら接種を推奨したのは違法だ」といった内容の訴訟になります。

先にも述べたように、これまでは「国の買い上げ」により、政府主導で広報活動を行ったので、訴えの矛先は国に向けられました。

国は、ファイザー社やモデルナ社からワクチンを購入する際、例えば「返品は受けつけ

ない」などの条件で契約を結んでいます。その証拠に、国は使わなかったワクチンをメーカーに返品するのではなくて廃棄しています。2020年当時は、各国でのワクチン獲得競争が激しく「返品は受けつけない」だけではなく、「重大な問題が発生しても、メーカーは責任を一切負わない」といった条件も含んで契約していたかもしれません。

しかし、2024年に販売を開始するレプリコンワクチンで、もし同様の事態が起きた場合、今度は販売した製薬企業、つまり我が社が提訴される可能性は十分にあります。

集団訴訟ではなく個人ですが、遺族が国だけではなく製薬企業を訴えている事例がすでに日本でも発生しています。2023年5月23日、ファイザー社のコロナワクチン1回目を接種した後に死亡したトラック運転手の遺族が、国、自治体、そしてファイザー社に対して訴えを起こしています。2024年に入ってからも、4月22日、コロナワクチン接種翌日に死亡した女性の遺族が福岡地方裁判所に訴えています。訴訟内容は、やはり「危険性に対しての説明責任を果たしていなかった」という主張であり、国、豊前(ぶぜん)市、そしてファイザー社を訴えているのです。

我々社員としては、正直なところ、国民に訴えられるような会社で働きたいとは思わないわけですが、最初から注目を浴びているレプリコンワクチンの場合、早期にそのような事態に発展する可能性もあり得るでしょう。

実際に訴訟が提起される以前の段階でも、顧客である医師や医療従事者からの評価が厳しくなることが予想されます。我々MRは、毎日、クリニックや薬局などの医療機関を訪問していますが、この数カ月でコロナワクチンに対する医師や医療従事者の見方が激変し、ひじょうにネガティブになってきていることを感じています。

多くの医療従事者自身が、コロナワクチンを接種していますが、「もうこれ以上コロナワクチンは接種しない」という考えの方が大多数になっています。

悪影響は、明治グループ全体に及ぶ懸念も

我が社がこのままレプリコンワクチン推進に突き進むことで、最も懸念されるのは、社員のエンゲージメント低下です。

エンゲージメントとは、簡単に言えば「愛社精神」のようなものです。

「自分の会社がどれだけ好きか？　自分の会社のためにどこまで一生懸命になれるか？」といったことで、特に若手社員のエンゲージメントを高める施策は、会社にとって非常に

重要なテーマです。離職率の低下や業績アップにつながるばかりでなく、未来の会社を支えるのは結局のところ今の若手社員だからに他なりません。我が社に限らず、ほとんどの企業が最も重要視している経営上のテーマの一つだと思います。

仮に、レプリコンワクチンを熱心に売り込んだとして、接種後に死亡する事例が発生したら、その社員は何を思うのでしょうか。本書の執筆メンバーでディスカッションしていても、全員が「そんなことになったら、とうてい耐えられない」という思いを共通して持っていました。「チームK」に限らず、他の社員でも同様ではないでしょうか。

レプリコン発売のリスクは、会社の訴訟リスク、医療関係者からの信頼失墜、従業員のエンゲージメント低下といったことだけにとどまらないはずです。

我が社は、明治ホールディングス株式会社というグループに所属しています。食品セグメントは、皆さんよくご存じの「株式会社 明治」。医薬品セグメントは、「Meiji Seika ファルマ株式会社」と「KMバイオロジクス株式会社」に分かれています。

我が社は、かつては「明治製菓」という社名で国民に広く知られ、「きのこの山」や「たけのこの里」に代表されるように「チョコレートの明治」のイメージが定着しておりました。

実はお菓子部門の他に医薬品部門があり、２０１1年に「Meiji Seikaファルマ株式会社」の名称で、医薬品だけの製薬会社として発足しました。

一方、お菓子部門は「明治ブルガリアヨーグルト」や、「R－1」などで知られる「明治乳業」に組み込まれ、「株式会社明治」が誕生しました。

今は別々の会社にはなったものの、同じ「明治グループ」の企業として活動しています。社員数は連結で1万7000人以上を数えます。

すでに、レプリコンワクチンの販売に反対する国民の間では、なんと「明治の製品不買運動」が起きていると聞きます。我が社の製品ではなく、「同じグループ会社」ということで、チョコレートやヨーグルト、牛乳など「明治グループが発売しているもの全てを購入するのをやめよう」という動きが大きくなっているのです。

さらには、一部で「レプリコンワクチン接種者は入店お断り」などという動きも広がっています。ホットペッパービューティーに掲載されている美容室や一部の医院では、ブログや店頭ポスターなどでそのことを告知しています。

また、２０２４年4月13日には池袋で、5月31日には日比谷公園で、どちらも1万人を優に超える大規模な反対運動のデモが起きたことも忘れてはなりません。5月のデモの際には、京橋にあるMeiji Seikaファルマ本社前に多くのデモ参加者が大挙して押し寄せました。デモの参加者は、どこかの組織に動員を受けて集まったのではなく、「生まれて初めてデモの列に加わって町を歩いた」という一般の人が大半だったようです。

こうした自然発生的な反対の動きはさらに大きくなる流れを見せており、今後も全国的な運動に発展していく可能性があります。そうした盛り上がりの中、万が一、レプリコンワクチンによる事故が続発するようなことがあれば、企業価値は大きく毀損され、それは当然株価にも影響するはずで、グループ全体を連結した社員・従業員のみならず、ステークホルダーに対しての責任も生じるものと考えられます。

会社は、レプリコンを発売するメリット、つまり「売上や利益の増大」の面だけを社員に説明するのではなく、このような「リスクの面」ともきちんと向き合う必要があると我々は感じています。

薬害に加担した製薬企業として、黒い歴史を残す可能性も

日本には、残念ながら「薬害の歴史」というものがあります。

有名なものでは、1961年のサリドマイド、1970年のスモン、1983年の薬害エイズ、1993年のソリブジン、2002年は2件発生し、薬害肝炎と薬害イレッサなどがあり、他にも一般には知られていない薬害がたくさんあります。

薬害エイズで注目された「ミドリ十字」という会社に少し注目してみます。

薬害エイズ事件とは、1980年代に血友病患者に対して血液凝固因子製剤（非加熱製剤）を治療に使用したことにより、多数のＨＩＶ（ヒト免疫不全ウィルス）感染者を生み出した事件です。

国内の全血友病患者の約4割にあたる1800人がＨＩＶに感染し、うち約600人以上がすでに死亡していると言われています。この事件の重要なポイントは「非加熱製剤の危険性を知りながら、回収せずに流通させた」点にあると言われています。ミドリ十字社の取締役など3名に加え、当時の厚生省生物製剤課長らが起訴され、有罪判決を受けました。

裁判においてミドリ十字側は「危険性を予見できなかった」などと主張しましたが、最高裁は「危険性が予見できたにも関わらず、製剤の販売中止と回収の指示を怠った」と判断しています。さらに1996(平成8)年3月14日、薬害エイズ事件に関して、ミドリ十字社が謝罪を行ないました。事件発生から実に10年以上経過しての謝罪でした。このように、薬害というのは長期間に渡って明らかになったり判決が下されたりするものです。

今回、我が社で発売するレプリコンワクチンは、mRNAの技術を活用したワクチンです。

mRNAワクチンの接種によって自社の社員が亡くなっていることが明らか(国の認定も受けている)なのに、「危険性を予見できなかった」という主張はもちろん通じないでしょう。すでにファイザー社や国を相手に訴訟が複数起きている状況です。

このまま発売し、もし事故が起きたとすれば「危険性を承知していながら薬害を引き起こした企業」として、これまでの誇るべき長い歴史に泥を塗ってしまうリスクもあると言わざるを得ません。

我が社が紡いできた歴史には多くの社員が誇りを持っていますが、レプリコン発売によって、たくさんの大切なものを失ってしまわないか、私たちは心配でなりません。

7章

なぜ、会社はレプリコンを「全力推進」させるのか？

巨大なビジネスチャンスとなったパンデミック

2021年12月期決算での製薬会社売上高ランキングは次ページの表のようになっています。

日本では、2021年2月から、医療従事者向けにコロナワクチン接種が開始されました。

ファイザー社の「コミナティ」という製品です。過去の医薬品市場とは比較にならない空前絶後のビジネス規模となったことは、ファイザーとモデルナの売上げ増加に注目すれば容易にわかります。

ファイザー社はご覧の通り812・9億ドルで世界一の売上を確保しましたが、そのうちコロナワクチンの売上は実に367・8億ドルあまり。当時のレート（1ドル＝110円換算）で、実に**約4兆円以上**を稼ぎ出したのです。

通常の医薬品であれば、その市場規模は「特定の病気に罹患した患者の数」に比例します。

ところが、今回のコロナワクチンは接種対象が「健康な人」でした。生後間もない赤

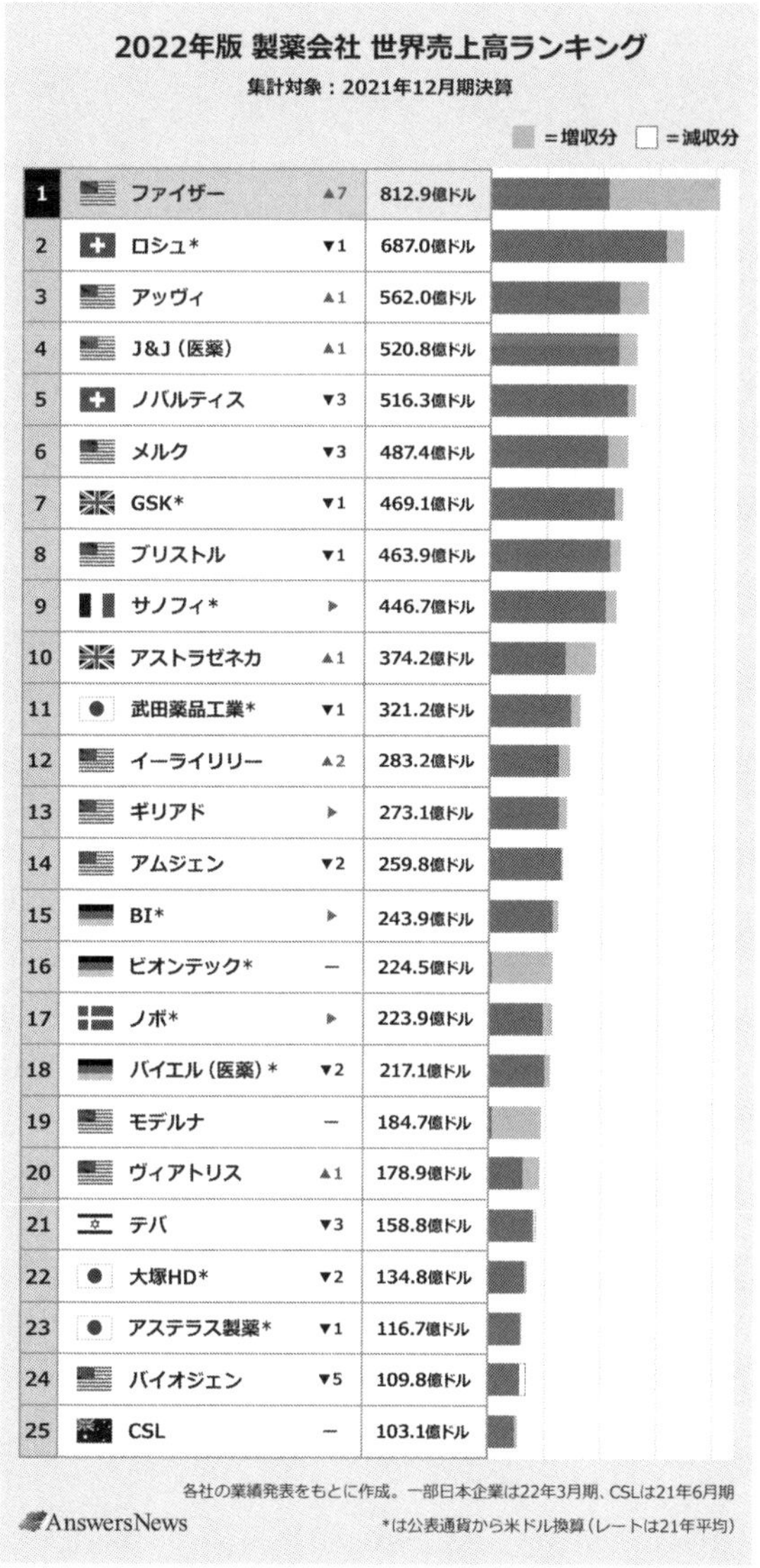

2022年版 製薬会社 世界売上高ランキング

集計対象：2021年12月期決算

■＝増収分 □＝減収分

1	ファイザー	▲7	812.9億ドル
2	ロシュ*	▼1	687.0億ドル
3	アッヴィ	▲1	562.0億ドル
4	J&J（医薬）	▲1	520.8億ドル
5	ノバルティス	▼3	516.3億ドル
6	メルク	▼3	487.4億ドル
7	GSK*	▼1	469.1億ドル
8	ブリストル	▼1	463.9億ドル
9	サノフィ*	▶	446.7億ドル
10	アストラゼネカ	▲1	374.2億ドル
11	武田薬品工業*	▼1	321.2億ドル
12	イーライリリー	▲2	283.2億ドル
13	ギリアド	▶	273.1億ドル
14	アムジェン	▼2	259.8億ドル
15	BI*	▶	243.9億ドル
16	ビオンテック*	―	224.5億ドル
17	ノボ*	▶	223.9億ドル
18	バイエル（医薬）*	▼2	217.1億ドル
19	モデルナ	―	184.7億ドル
20	ヴィアトリス	▲1	178.9億ドル
21	テバ	▼3	158.8億ドル
22	大塚HD*	▼2	134.8億ドル
23	アステラス製薬*	▼1	116.7億ドル
24	バイオジェン	▼5	109.8億ドル
25	CSL	―	103.1億ドル

各社の業績発表をもとに作成。一部日本企業は22年3月期、CSLは21年6月期

AnswersNews

*は公表通貨から米ドル換算（レートは21年平均）

（AnswerNews 参照：https://answers.ten-navi.com/pharmanews/23177/）

ちゃんを除き、いわば「全人類」が接種対象となったわけです。

実は、前年度までのファイザー社は、先発医薬品の特許切れにより、売上で世界8位まで落ち込んでいたのですが、この年、5年振りにぶっちぎりの世界首位に返り咲きました。

さらに驚くべきはモデルナ社です。コロナワクチンが登場するまで、日本人の中でこの会社を知る人はほとんどゼロだったはずです。我々、製薬会社に勤める人間でさえ、その存在を知っていた者はごくわずかでした。そもそも、モデルナ社はそれまで医薬品やワクチンをほとんど市場に投入していなかったのです。

そんな会社が、コロナワクチンの販売だけで「世界19位」に一気に名乗りを上げました。2021年の売上は184・7億ドル、少なくとも2兆円以上の莫大な売上をコロナワクチンによって叩き出したわけです。それまでの製薬業界ではとうてい想像できないビッグビジネスが世界で展開されていました。

今後もビッグビジネスの環境は変わらない

ファイザー社とモデルナ社の2社が席巻したコロナワクチンビジネスは、まさに桁違いだったわけですが、それより規模は縮小するものの、今後もまだまだ「ビッグビジネス」と呼べる市場が残っていると製薬業界は考えているはずです。

2024年度秋冬のコロナワクチンの定期接種（65歳以上の高齢者、60歳以上の基礎疾患のある方が対象）では、全国で2000万人程度が接種するのではないかと言われています。

1回当たりの接種費用が1万5300円で、販売価格が1万～1万2000円とすると、メーカー側からすれば2000～2500億円程度の市場規模ということになります。

これを、以下の5社で取り合う構図となっています。

モデルナ社のコロナワクチンは、2021年の発売当時は武田薬品と組んでいましたが、今後、武田薬品はヌバキソビットに集中していきます。そのため、十分な営業部隊を持たないモデルナ社は「田辺三菱」と提携すると発表されました。つまり、今後は田辺三菱社のMRが、モデルナ社のコロナワクチンを販売していくわけです。

ファイザー社や第一三共社の力の入れ具合は相当なものであり、すでに医薬品卸各社に強力に働きかけているのが現状です。

8割以上の国民が2回接種し、3回目接種も相当数の国民が実施したこの日本ですが、移動の自由や行動の自由を含めて、すでにコロナ前の日常生活が取り戻せていますし、国民全体が「コロナはそこまで恐れる感染症ではない」と多くの人が認識し、今後、「ともかくワクチンを接種しなくては」と考える人は非常に少ないと思われます。

にもかかわらず、「なぜこのタイミングでコロナ用のレプリコンワクチンを発売するのか？」との疑問を持つ方もいるのではないでしょうか。

製薬メーカーは民間企業なので、当然の事ながら売上・利益の増大を追求します。先述のとおり、定期接種化以後のマーケットが年間2000万人であるとすると、その20％程度のシェアを獲得できれば、その売上規模は大きなビジネスとなります。ただ、それ以外にもいくつか理由があるのです。

「世界初」を前面に押し出すにはワケがある

レプリコンワクチンの開発・販売を行うのは、我が社が「世界初」ということになるのですが、ことさらそれを強調するのは、日本のワクチン開発環境を大きく発展させようという意図があるからです。

日本のワクチン生産体制は、国際競争の中で遅れていると見られています。

コロナワクチンで、いち早く世界の市場を席巻したのは、ファイザー社やモデルナ社、またアストラゼネカ社など、いずれも海外製のもので、メディアでも、しばしば「ドラッグ・ロス／ラグ」、「なぜ国産ワクチンが作れないのか？」、「ワクチン敗戦」といった文脈の記事が取り上げられてきました。

政府としても、「日本のワクチン開発をもっと世界と渡り合えるようにしなければ」という認識をさらに高める結果となり、「創薬力強化」がキーワードとなって、プロジェクトチームも立ち上げられてきたわけです。

だからこそ、「世界初」という表現のつく技術を推進することにより、「日本はワクチン開発において世界に遅れを取っていない。先進国なのだ！」というメッセージを含ませたいのでしょう。つまり、レプリコンワクチンの強力な推進は、政府の国策に Meiji Seika ファルマが呼応したということだったのではないでしょうか？

国としても「ワクチン後進国」というイメージを払拭したい。国と企業のそんな狙いが垣間見えるのが「世界初」という言葉を誇らしく語る態度に表れているように思われます。

しかし、レプリコンワクチンの承認、販売が「世界初」であるということは、**「なぜレプリコンを開発した企業**（アークトゥルス）**を抱えるアメリカ国内では承認、販売がなされ**

ないのか？」「それほど素晴らしいワクチンなら、なぜ、他国はどこも承認、販売しないのか？」という疑問を生じさせます。

また「世界初」であるということは、「新しい技術を取り入れた不明な点も多々あるワクチンを、日本人がまず最初に使用する」ということも意味するのです。

仮に、他国が追随して販売するとしても、世界に先駆けて、そんな冒険をする必要が今の日本にとって本当にあるのでしょうか。

「ワクチン開発の遅れを取り戻すのだ！」という意気込み

国内でも、2021年当時は独自のコロナワクチン開発が進んでいました。シオノギ製薬が組換えタンパクワクチンを、我が社が不活化ワクチンを開発していたのですが、結局、2024年9月現在、登場することはありませんでした。

ワクチン開発において、日本は米国、英国、中国、ロシアのみならず、インドやベトナムにさえ後れを取っていました。海外からのワクチン調達も遅れ、接種率もOECD加盟国で最低ランクのまましばらく進みました。にもかかわらず、日本の感染者数・死者数とも、明らかに群を抜いて少なかったのですが、その事実や分析がなされることはなく、メディアはこぞって「ワクチン敗戦」と書き立てたため、「日本は世界的に見てともかくワクチンが弱い！」というイメージが強く印象づけられたのです。

実は、我が国でも２０１６年からｍＲＮＡワクチンの研究開発は進められていたのです。医薬基盤研究所や第一三共などの共同研究という形でパンデミックに備えたｍＲＮＡワクチンの開発が開始されました。ＳＡＲＳやＭＥＲＳなどの感染症ウィルスに対するワクチン開発は、２０１８年までは順調に進められていたのですが、ＭＥＲＳが韓国で完全に収束して日本に上陸しなかったため、国は予算を削減しました。その結果、開発・研究の勢いは途絶えたのです。

日本とは対照的に、米国、英国、中国、ロシアはワクチン開発を「国防・安全保障の柱」と位置づけ、欧米では数千億円規模の予算を投入して研究開発を進めていました。

そんな日本の遅れを取り戻し、「ワクチン敗戦からの復活を我が社が担うのだ」というプライドのために、世界に先駆けてレプリコンを進めているようにも見えます。

バックに国がついているという絶大な自信

我が社のレプリコンワクチン開発は、国に支えられています。具体的には、厚労省やPMDA（独立行政法人 医薬品医療機器総合機構）、経済産業省のサポートを受けています。プレスリリースからも、経済産業省のバックアップを受けていることが明確にご理解いただけると思います。

あらゆる企業にとって同じでしょうが、「国」がバックについてくれる以上に心強いことはありません。もちろん、我々製薬業界であれば、ことさらです。

「国から『承認』をもらっているから販売できるのだ！」

「国から『補助金』をいただいているから、どんどん前に進めないといけない！」

企業としても、自然とこのような考え方で投資戦略を立てることになり、その文脈上で、近未来を見据えたワクチン製造工場の着工も開始されているわけです。

当然のことながら、企業は基本的にリターンを見込んで投資をします。「工場設立のために大規模に設備投資をする」場合、将来ワクチン事業での大きな収益を計算しているからです。リリースに示された「ワクチン事業の狙い」によると、「平時には次世代mRN

Ａワクチン『コスタイベ』、有事の際にはパンデミック対応ワクチンを供給」とあります。
レプリコンワクチンを、今後のワクチン事業展開の軸と考えていることがわかります。

自己増幅型ｍＲＮＡ技術の幅広い応用による次なるビジネス

実は、本書で取り上げている「自己増幅型ｍＲＮＡ技術」というのは、幅広く応用が効くのではないかと期待されている新技術で、具体的には「がん治療」や「免疫疾患」といった分野にも展開可能な研究領域とされています。

目先の話で言えば「混合ワクチン」への応用があります。

先述したように、モデルナ社や第一三共社が懸命に開発している「コロナワクチンとインフルエンザワクチンの一体型＝いわゆる《フルロナワクチン》」は、この「自己増幅型ｍＲＮＡ技術」を駆使すれば開発可能であり、この市場に食い込んでいくことも視野に入れています。

つまり、２０２４年秋冬の定期接種でのレプリコン先行参入成功⬇フルロナ混合ワクチンへの参入⬇がん領域、免疫疾患領域への展開、といった事業展開を見据えているのです。

こういった近未来戦略のためにも、ここでのレプリコンは絶対に成功させたい、という気持ちが強いのです。

このように、なぜ我が社がレプリコン推進に全力を注ぐのかをまとめると、

・売上拡大、利益拡大という経営的メリットが大きい
・国のバックアップを全面的に受けている背景
・ワクチン敗戦からの復活を我が社が担うというプライド
・先進的な企業イメージの構築
・工場製造にかけている先行投資
・レプリコン技術を応用した幅広いビジネスのための土台構築

などの理由があります。

しかし、社員である我々からすると、「メリットばかりに目を向けて、想定すべきデメリットやリスクを正しく評価できていないのではないか？」と不安になります。

前章で考察したとおり、

・レプリコンワクチン接種で被害を受けた接種者から、多数の訴訟を提起されるリスク
・危険性を認識していながら、歴史的大薬害を推し進めた企業として名を連ねるリスク
・医師をはじめとする医療従事者からの信用を失墜するリスク
・社員のエンゲージメントが著しく低下するリスク
・不買運動の拡大など、明治グループ全体のブランド価値の低下、株価下落など、ステークホルダーに対して大きな不利益をもたらすリスク……。

会社は、こうした「潜在する真のリスク」を正面から捉えていない可能性が高いのではないか……我々はそう感じざるを得ないのです。

終章

レプリコンは、誰も幸福にしない

製薬メーカー社員はコロナワクチンを打っているのか？　の疑問に答える

「製薬会社の社員はファイザー社やモデルナ社のコロナワクチンを接種したのか？」「社内はどんな雰囲気だったのか？　強烈な圧力などあったのか？」

他業種の人と話していると、よくこうした質問を受けます。

SNSなどでは「国会議員や厚労省職員のコロナワクチン接種率を開示しろ！」などという意見も散見されます。国会議員や官僚の接種率については詳しくはわかりませんが、我々の社内ではどのような雰囲気だったのかについて改めて言うと、「接種が義務付けられた」とか「強烈に接種を促された」とか、全く逆に「多くの社員が警戒してコロナワクチンが忌避されていた」ということはありませんでした。

我々は、インフルエンザワクチンを国内で最もたくさん販売している会社です。また「感染症に関する治療薬を扱うメーカー」でもあります。

当然、頻繁に医療機関に出入りする事情もあり、インフルエンザワクチンについては「基本的に接種するように」という空気感はありますし、接種にかかる費用の補助金も出たりします。しかし、「接種の有無をチェックされる」とか「上司がしつこく接種を促す」、「同調圧力が強い」などということはありません。

もちろん全国にはたくさんの営業所が存在し、上職者もいろいろなタイプの人がいるので、強烈な圧力をかけられた人はいない、と断言する気もありませんが、会社全体の雰囲気としては、「接種に対して肯定的だが、いずれにせよ個人の選択の自由」という感じです。

コロナワクチンについても、全く同じような空気感でした。これも「3回目を打ったかどうか」の報告が求められたという人もいましたが、実際のところ強制感はなかったです。「前向きに接種しよう」くらいの空気感はあっても、未接種者を出勤させないとか、仕事させない、早く接種するように促すような職場はほとんどありませんでした。

結果としては、2回もしくは3回接種したという社員が一番多いのではないかと思います。我々「チームK」も同様です。

1回も打っていない社員や、逆に4回、5回と打った社員は少ないです。

これは同業他社のMRに聞いても、たとえばファイザー社や武田薬品、第一三共の営業マンたちでも同じようだったと聞いています。

しかし、「製薬会社のMRだからこそ、接種せざるを得なくなる特殊なパターン」も存在していました。

担当医にワクチンを勧められたら断れない——営業マンは辛いよ

これは、おそらく全国の製薬会社のMRが経験しただろうことだと思うので、書き残しておきます。自分が担当しているクリニックの医師から、コロナワクチン接種を強く勧められて接種したケースは、相当数あったろうと思います。

2021年から開始されたコロナワクチン接種は、医療機関側としては一大特需でした。接種を受ける国民は無料（実際には税金による負担）だったにも関わらず、接種事業を担った医療機関の収入増は非常に莫大なものがありました（こちらも税金）。

これまでも、冬のインフルエンザワクチンについて「開業医の冬のボーナス」と公言する医師もいましたが、コロナワクチン接種は「冬のボーナス」どころではありませんでした。

そもそも、コロナによる「外出の抑制」➡「受診率低下」により、クリニックの収入は激減し、経営が厳しくなっていた背景があります。そこに救世主のごとく登場したのがコロナワクチンであり、「新しいタイプのワクチンだから、メリットとリスクをきちんと冷静に見極めなければならない」という、当然持つべき理性的感覚が失われていたように思います。

「クリニック経営が厳しい状況に置かれている」

「国が承認しているのだから、ワクチンの安全性は大丈夫」

「コロナワクチン接種事業をすれば、経営状況が劇的に改善する」

さらに、前述のとおり、「たいていの開業医はワクチンに関する知識があまりない」などの条件が重なり、多くの開業医が疑いもなく接種を推進したのです。

その影響を、我々製薬企業のMRもダイレクトに受けることになりました。

我々MRが訪問する時間帯は、「午前の診療後」や「午後の診療前」「午後の診療後」というのが一般的です。その時間帯に医師と会話するわけですが、そこで「コロナワクチン、うちで打てるから打って行きなよ」と、全国で働く多くのMRが勧められたはずです。

我が社だけでなく、他の製薬メーカー社員からも同じ話を聞いているので、ほぼ間違いありません。仲の良い先生や、自社製品で大変お世話になっている先生からの申し出に対して、MRはとても断りにくかったと思います。

中には、「コロナワクチンを打ちたいと思っていたのでありがたかった」というMRもいたことでしょう。ですが、ちょっとネガティブな情報を得ていて「本当はあまり打ちたくないな」と思っていたMRも、担当する医師の強い勧めでは断りきれなかったという例がたくさんあります。

通常業務の途中で突然、担当医に言われ、「接種券を持っていないんです」と答えても、「大丈夫だよ。後で持ってきてくれれば問題ないから」といってMRに接種するという、考えられないようなケースも実際にあったのです。

自分や家族にも打たせたくない商品を売れるのか？

日本企業に働く日本人であれば、たいてい自社の製品に対して強い誇りを持っていると思います。おそらく自動車メーカーに勤務する人でも、家電メーカーで働く人でもそうではないかと思います。

誰よりも自社製品についての情報を持っていて、その長所を知っていれば、自分の家族や親族はもとより、親しい友人にも自社製品を勧めるという人は多いはずです。我々製薬会社の人間も全く同じです。ワクチンやアレルギー薬などでも、「もし自分や家族が服用するなら、競合他社の製品より自社製品を処方してもらうほうがいい」と感じています。「安全だということは自分が一番知っているし、そのほうが安心だ」という感覚です。

このように、「自分や自分の家族にとって何がベストな選択か」という視点は大事です。自分が営業マンとして扱う商品は、自分の家族にも胸を張って勧めることができる物であってほしいです。

では、レプリコンワクチンについてはどうでしょうか？

おそらくですが、若手から50代までの社員で、自らレプリコンワクチンを接種したいと考えている社員は皆無なのではないか、と思います。

では、自分の親などに「今度の秋接種でうちの会社から新しい種類のコロナワクチンが出るから打ったほうがいいよ」と勧める社員がどれほどいるでしょうか？

やはり、ほとんどの社員が、それはしないだろうと思います。少なくとも、本書を執筆しているチームメンバーは、全員、自分はもちろん、家族や親しい人にも勧めません。自分は接種しようと思わない。自分の親にも接種を勧めたいとは思わない。そのような製品を前向きな気持ちで売り込みに行けと言われても、やはり無理があるように思えます。

レプリコン発売に対して、多くの社員が不安に感じていること

多くの社員の最大の関心事は「レプリコンワクチンは本当に安全なのか？」ということと「レプリコンワクチンは売れるのか？」ということの2点であるはずです。

医薬品卸などの取引先や医療機関の医師、看護師、薬剤師などから「レプリコンワクチンの安全性は本当に問題ないのですか？」という質問を受けて「問題ありません」と、自信をもって答えられる社員はどれくらいいるでしょうか。

さらに、「長期的な安全性が高いと言える根拠はありますか？」と仮に聞かれた場合、示せるデータは何かあるのでしょうか。接種後3年〜5年程度の臨床試験結果さえも出ていない状況で、安全性に自信を持つことなどできません。「安全です」と言えば、ウソになります。

会社は、コスタイベの売上目標として大きな数字を掲げていますが、多くの社員が「売れる気がしない」と感じています。

もう一つ、これは我々チームが営業活動をしていて、全員が感じていることですが、ここにきて、mRNAタイプのワクチンそのものに大きな疑問を持っている医師の数がかなり増えてきました。

おそらく様々な学会で、コロナ後遺症だけでなく、明確にワクチン後遺症に関する論文が極めて多数発表されていることが影響していると思います。患者さんからワクチン後遺症に関して直接訴えられることも増えていると聞きます。

商品の販売戦略上のテーマですが、パッケージングの仕様に関する問題もあります。

コスタイベは、1バイアルで16回分使用できる形となっています。

つまり、コロナワクチンを接種したい人が、少なくとも16人揃っていないと1バイアルを無駄なく使うことができないことになります。

仮に、その場に接種希望者が5人しかいなければ、残りの11人分が余ってしまい、廃棄せざるを得ません。そうすると、購入した医療機関は赤字になる可能性があります。

そうした面からも、「これは売りづらい」と、すでに多くの社員が感じている現状があるのです。

社長や経営陣に、どうしても聞いてもらいたいこと

本書を、もし我が社の社長や役員などの経営陣が読んでくれるとしたら伝えたいこと、理解してもらいたいことは、次の点です。

我々は「コスタイベの発売を即刻中止してください！」と要求するとか、「販売活動を拒否するためにストライキを決行します」などと主張するつもりはありません。

このレプリコンワクチンの発売は、我が社だけで進められるものではなく、日本国政府と一体となって行っている事業だということは理解しています。おそらく、社員に公開できない国との交渉や約束事などもあるのでしょう。会社の売上、そこから得られる利益が我々社員の生活、本人はもちろん、社員の家族の生活を支えてくれていることも当然理解しています。経営陣が、グループ全体で数万人の社員と従業員、その家族の生活を守るために厳しい経営環境のなか、さまざまな努力をしてくれていることにも深く感謝していま す。

その上で、一つだけ経営陣の皆さんに想像していただきたいことがあるのです。

晃大が亡くなった時の年齢は26歳、２０２４年の今、生きていたとしたら、ちょうど30歳です。

経営陣の皆さんのお子さんたちは、ちょうど晃大が亡くなった時の年齢と近いのではないでしょうか？　考えてください。想像してみてください。

「自分の息子や娘が、コロナワクチンを接種した直後に亡くなってしまったとしたら……」

1度でかまいません。もし、ご自分の人生にそんな悲劇が起きてしまったらどう感じるか、真剣に想像してみてほしいのです。1度でいいから、「自分事として」捉えてほしいのです。

「なぜ、そんなことを考えなくてはいけないのか？」とお叱りを受けるかもしれません。

それは、赤の他人ではなく、我々の尊い仲間だった男、我が社の元気で有望な社員に実際に起きたことだからです。

我々が本書で一番伝えたいのは、この重い事実から目を逸らしてはいけないということなのです。これから我々が売ろうとしているコスタイベではそんなことは絶対に起きないと言い切れますか？　そうした確かな証拠がすでにあるのでしょうか？

社員として生きるか、人として生きるか？

我々会社員は、会社から給料をいただいて生活しています。そのお金で食事をし、家賃を払い、服を買って生きているのです。独身であろうと家族持ちであろうと、それは同じです。

既婚者であれば、妻や夫や子どもたちとの生活も支えてもらっています。会社勤めをされている人であれば、誰でもきっと同じだと思います。私たち会社員は、もちろんのこと生活の土台を会社に支えてもらっているのです。

ですから、会社から与えられる仕事をこなすのは当たり前です。会議に出ろと言われれば会議に出席し、報告書を提出しろと言われれば期日内に提出し、転勤や異動の人事があれば、それに従います。それが会社員であり、サラリーマンというものです。「この商品が我が社の売り上げを作り、利益を生む。これを売ってこい！」と言われれば、四の五の言わず売ってくる。もし、他社の競合商品があれば、自社製品のどこが優れていて、なぜ買っていただきたいかを必死に考え、魂を込めて全身全霊で売る。それが営業マンです。

それなら、会社に言われるがまま、我が社が経営資源を投入した戦略商品であるレプリコンワクチン「コスタイベ」を売ってこいと言われたら、その営業活動をすればいいだけなのかもしれません。

もしそれが嫌なら、レプリコンワクチンを売るのが嫌だというなら、異動を申し出たり、退職すればいいじゃないか、と読者の皆さんは仰るかも知れません。

正直、我々もその道を考えたりもしました。迷っていることをお互いに打ち明け、悩みを共有したりということもありました。

しかし、結果として我々は本を出版するという決断をしました。

同じ会社の社員がｍＲＮＡワクチンで亡くなったという厳然たる事実を、全ての社員に今一度思い出してほしいからです。自分事として捉え直してほしいからです。

経営陣にも、この事実と、とことん真剣に向き合ってほしいと思っています。

本書をお読みいただいた読者の皆様だけでなく、Meijiグループのお菓子や製品を日頃から購入してくださる方を含めて、一人でも多くの方に、mRNAワクチンにまつわるこの4年間で何が起きてきたかという事実を知ってほしい。

そして、我々のような末端社員がこうして葛藤し、思い悩んでいる実情も知ってほしいと思うのです。そのために、慣れない筆を手に執らせていただきました。

私たちは、「安全だ」と胸を張れないワクチンは、「売りたくない！」のです。

COLUMN

影山晃大の父：影山均さんとの会話から

息子がこの世を旅立ったのが、2021年9月13日。あれからもう丸3年が経つんですね。正直、時間が経てば経つほど悔しいですし、やはりどんな形であれ、生きていてほしかった。その思いは今も全く変わらないです。

どんな子だったか、ですか?

そうですね、晃大はヤンチャで元気な子どもでした。小さい頃からずっとサッカーが大好きで、それは大学まで変わらず続きました。ポジションはセンターバックでキャプテン。テクニックに長けたタイプというのではなく、ハートが熱くて、チームのために身体から飛び込んでいくタイプでした。サッカーの試合で右肘を骨折してしまったおかげで、大切な就職活動の時期だというのにスーツに腕を通せず、右側だけ肩から掛けた状態で面接を受けたなどと言うこともありました。逆に、面接官の印象には残りやすかったかもしれませんね(笑)。

スーツは、ちょうど私の後輩の知り合いにスーツ屋さんがいるもので、良くオーダーメイドのものを作ってあげていました。「いい生地が入った」と言われて、私と晃大がお揃いの生地でスーツを仕立ててもらったこともあったんですよ。

彼には、裏地を迷彩柄（カモフラ）にしたりする遊び心があって、ある企業の面接を受けた際、社員さんがそれに気づいたそうで、「かっこいいスーツを作りましたね、と言われて大ウケしたんだよ」と笑っていたことを思い出します。

私が金融関係の仕事をしていたので、最初、晃大は銀行や証券会社などを回っていました。ただ、私の兄の息子、つまり晃大の従兄弟がA社のMRをやっていて、彼の話を聞いたりした影響で、製薬会社を受けるようになったんですね。

彼自身、Meiji Seika ファルマの内定をもらった時は、すごく喜んでいましたよ。私も妻も嬉しかったし、とても誇らしく思いました。

入社してMRになったわけですが、彼の営業スタイルは、きっとマメに足を運んで汗をかいて、笑顔で稼ぐタイプだったろうと思います。不器用だけれど、あの子らしく誠実に、泥臭く営業していたんじゃないでしょうか。

実は、2回目のファイザーワクチンは、彼が担当していたクリニックの院長に勧められて接種したそうなんです。

「キャンセルが出たから打つかい?」と言われたので「お願いします」と返事をして、9月10日の16時くらいに、コミナティの2回目を打ちました。

その時は、まさかこんな事態になるなんて……。

本人も、接種した医師も、私たち家族も全く想像していませんでした。

いくら後悔しても晃大はもう戻ってきませんが、もっと良く調べておけば良かった、どうして守ってやれなかったのか、という気持ちは強くなるばかりです。

晃大がお世話になったMeiji Seikaファルマが、レプリコンワクチンを発売すると聞きました。自己増幅型というのですか、mRNAそのものを体内で増やすというじゃありませんか。詳細はわかりませんが、もし、そのレプリコンが今のコロナワクチンと違って安全で本当にいいものだったら、出してもらいたいです。

でもね、安全性があの子の命を奪ったファイザー社のものと変わらないというのであれば、「なぜ、そんなものを売るの？」と言いたい。それが正直な気持ちです。
社長にしても役員方にしても、会社の業績を上げることが大切なのはわかります。
しかし、人の命っていうのを、もっともっと大事にしてほしいと思います。

これでもし、Meiji Seika ファルマのワクチンを打って亡くなる人が出てきたらどうするのでしょうか？

本人の人生がそこで終わってしまう、というだけじゃないのです。その周囲にいる人間、特に家族全員の人生が、まるごと変わってしまうことを想像できるでしょうか。二度と取り返しはつかないんですよ。

実は、彼には双子の妹がいます。

娘も、それまでにコロナワクチンを1回接種していました。しかし、晃大が亡くなった時に担当していた郡山（こおりやま）警察の刑事の方が、「妹さんは双子で同じDNAを持っておられるし、2回目は慎重になさったほうが良いのではないですか？　医師に相談されたほうが良いですよ」と忠告してくださったのです。

相談した医師からも「止めておきましょう」と言われ、娘はコロナワクチンを2回目以降は接種していません。

誰にも過去を変えることはできませんが、きっとあの世にいる晃大は、「自分と同じことを他の人に起こさせちゃいけない」と思っていると私は信じています。

やっぱり、生きてこそです……。

おわりに

最後までお読みいただき、本当にありがとうございました。

本書を手に取っていただいたということは、きっと「コロナワクチンは政府やマスコミが言ってきたような安全なものではないのではないか」とか、「レプリコンワクチンは史上最も危険な遺伝子製剤なのではないか」といった問題意識をお持ちの方ではないかと思います。「ワクチンを巡る情報は、一体何が本当なのかわからなくなってきた」「製薬企業の現役社員が一体何を語るのか」など、混沌とする情報洪水の中で得られる確かな情報源として期待してくださった方もいるかもしれません。

2020年に始まったパンデミック騒ぎは、人と人との絆をズタズタにしてきた印象があります。それは、友人や知人、会社の同僚のみならず、家族の間でも同じです。

我々の共通した願いの一つは、「大切な人との関係を壊さないでほしい」ということです。

今回のコロナワクチンを接種する、しないという問題は、ひじょうにデリケートで複雑な要素をはらんでいます。その理由の一つは、全てのメディアが情報統制下にあり、我々が正しい情報に接することがたいへん難しくなっているからだと言えます。

世の中には「打ったほうがいい」という意見と「打たないほうがいい」という意見の双方があり、たとえ家族でさえも中々自分の意見を受け入れてもらえない、家族からも狂人扱いされている、などという悲しい話もよく耳にします。

そんな中、「これ、製薬会社の人が書いた本だよ」と、本書をプレゼントしていただくことで、事態が動くことがあるかもしれません。もし、読んでくれなかったら、仕方ありません。情報にも相性というものがあるからです。

お願いしたいことは、ワクチンについての考え方が違うからといって、決して家族や大切な人との関係を壊さないでいただきたいということです。考え方の違う人であっても、最後の最後まで抱きとめてあげてもらいたいのです。

私たちが本書を書いたのは、「ｍＲＮＡタイプのワクチンで同じ会社の仲間の命が失われた。そんな事が起きたというのに、ｍＲＮＡと同じタイプ、いや、さらに一歩進んだタイプのワクチンを発売して果たして大丈夫なのか？」という心の葛藤があったからです。

コロナワクチンが、政府や厚労省、メディアやそこに出演している〝専門家〟たちの言うように「安全で理想的なワクチン」だったなら、最初から本書が書かれる必要はありませんでした。

しかし、晃大の死をきっかけに、調べれば調べるほど、接種後に亡くなった悲しい事例を知ることになります。被害者は、全国のあらゆる年代層・性別に分布していて、健康被害救済制度の認定数も、インフルエンザワクチンによる認定数の１００倍以上に上っていることがわかりました。しかも、自分たちの周囲だけで考えても、その実数は本当に氷山の一角にすぎないだろうことや、救済制度が用意されているといっても、その存在そのものがほとんど知られていないことも確かです。

我々製薬会社の営業マンは、毎日、いろいろな病院や薬局を訪問していますが、あちこちで聞き込んだ話について共有することがあります。

最近、そこで耳にした話を、最後に少しだけご紹介しておきます。

ご夫婦で経営している薬局で、信じられない話を聞きました。

上顧客の娘さん（26歳）が、コロナワクチン接種後、すぐに亡くなったというのです。話を聞けば、ちょうど晃大と同じ26歳だったこともあり、その話をした時は、チームのメンバー全員がしばらく沈黙してしまいました。しかし、話はそれだけでありません。

犬好きのご夫婦が頼りにしていた獣医さんが経営する獣医院が、突然閉院したので何事かと思って聞いてみると、当の獣医さんご本人が、まだ50代にも関わらずコロナワクチン接種の1週間後に亡くなったと言うのです。

テレビや新聞には全く出てこないけれど、晃大が突然亡くなってしまったこと、担当先の医療機関などでしばしば直接耳にすること、たくさんの書籍に書かれていること、SNS上で上がっている個人の突然死の情報……、それらと厚労省の人口動態統計に示されている、日本全体の死者数が激増している紛れもない事実（直近の2年以上、当初の死者数予測より10～14万人ほど増加）は、どう考えても符合しているとしか思えない現状があるのです。

我が社は、国と一体となって世界初のレプリコンワクチン「コスタイベ」を発売します。

世界中が注視している事でしょう。これから日本で何が起きるのか？　すでに本文で述べた通り、我々少数の現役社員が小さな声を上げたとしても、会社の方針を覆すことができるなどとは思っていません。

そもそも国が旗を振って予算を付け、会社は国と一体となって進めているのですから、我が社だけで方針を変更することなどできないのかもしれません。

それでも、我々の願いは一つ。

影山晃大

彼のことを忘れないでいてほしいのです。社員にも、会社にも。

何が何でもレプリコンを販売し、強力に営業活動をしていく、というのであれば、今一度、彼と彼の家族たちを襲った現実を胸に想ってほしいのです。

製薬企業の一社員として、売り上げ目標に向かって「ロボットとして」進む前に、「人として」大切なことを思い出してほしいのです。

晃大へ

晃大。入社してから約3年半、大好きな会社のために一生懸命働いてくれてありがとう。君が会社を誇りに思っていたこと、ご両親もMeijiへの入社を喜んでくれていたことをお聞きして、とても嬉しかったです。きっと一部の仲間の社員はこの本を読んで、明るく元気だった晃大を思い出してくれていると思う。

私たちは、その人たちも「チームK」の一員だと思っているし、チームKの人数は、これから社内でさらに増えていくと思っています。

会社は今、ワクチンを巡って大きな分岐点に立っている気がします。会社が一番大切なものを失ってしまわないように、天国からぜひ見守っていてください。

「同じ思いを他の人に味わってほしくない」

ご両親のその想い、そして私たちの祈りを込めて、筆を措(お)かせていただきます。

日本は、きっと大丈夫です。

チームK

私(わたし)たちは売(う)りたくない！

〝危ないワクチン〟販売を命じられた製薬会社現役社員の慟哭

2024年 9 月26日　第 1 版第 1 刷発行
2024年11月 6 日　第 1 版第 7 刷発行

著　者　　チームK
発行人　　宮下研一
発行所　　株式会社方丈社
〒101-0051
東京都千代田区神田神保町1-32 星野ビル 2 階
tel.03-3518-2272 ／ fax.03-3518-2273
ホームページ https://hojosha.co.jp

印刷所　　中央精版印刷株式会社

ISBN978-4-910818-20-7